环保进行时丛书

时尚生活中的
环保饮食

SHISHANG SHENGHUO ZHONG DE HUANBAO YINSHI

主编：张海君

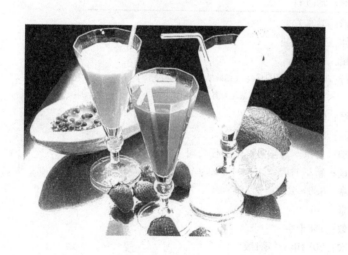

花山文艺出版社

河北·石家庄

图书在版编目（CIP）数据

时尚生活中的环保饮食 / 张海君主编.—石家庄 ：
花山文艺出版社,2013.4（2022.3重印）

（环保进行时丛书）

ISBN 978-7-5511-0939-0

Ⅰ.①时… Ⅱ.①张… Ⅲ.①合理营养－青年读物②
合理营养－少年读物 Ⅳ.①R151.4-49

中国版本图书馆CIP数据核字(2013)第081104号

丛 书 名：环保进行时丛书
书　　名：时尚生活中的环保饮食
主　　编：张海君
责任编辑：梁东方
封面设计：慧敏书装
美术编辑：胡彤亮
出版发行：花山文艺出版社（邮政编码：050061）
　　　　　（河北省石家庄市友谊北大街 330号）
销售热线：0311-88643221
传　　真：0311-88643234
印　　刷：北京一鑫印务有限责任公司
经　　销：新华书店
开　　本：880×1230　1/16
印　　张：10
字　　数：160千字
版　　次：2013年5月第1版
　　　　　2022年3月第2次印刷
书　　号：ISBN 978-7-5511-0939-0
定　　价：38.00元

目　录

目
录

环保进行时丛书
HUANBAO JINXING SHI CONGSHU

时
尚
生
活
中
的
环
保
饮
食

第六章　关注饮食，远离"黑心"食品毒害

目
录

 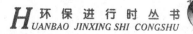

时尚生活中的环保饮食

第一章

低碳生活，饮食为先

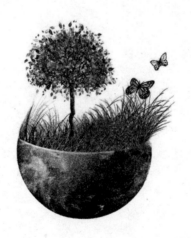

一、健康饮食，请别让"粮"心沉沦

随着城市化的飞速发展，农村渐渐远去，也许这是一种进步。但是当作为人类生存基础的健康粮食越来越少时，一种莫名的恐惧油然而生。农业是人类的"粮"心，当这个"粮"心逐渐地沦丧时，它在拷问谁的心？

1. 农业是社会的"粮"心

据统计，一个人一年的平均饮食消费量达1吨之多。如果膳食安排不合理，就会每天都损害健康，天长日久，自然带来百病丛生的后果。营养可以影响人的思想、行为和感受，也与人的心理与生理状态有关。

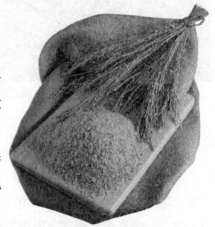

粮食生产要低碳环保

世界上有许多关于科学的营养改变一个民族、一个国家前途的事例。众所周知，印度用水牛奶完成了"白色革命"，一杯牛奶强壮一个民族，展示了发展中国家推行科学营养、提高国民健康素质的成功经验；北欧国家挪威，依靠"一勺野生鳕鱼肝油，强壮了一个国家"。

可以说，食物不仅是人类生存的最基本需要，也是国家稳定和社会发展的永恒主题。基本的生物学法则决定了食品工业是"天下第一产业"，也是人类的"朝阳产业"。

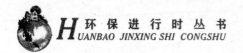
时
尚
生
活
中
的
环
保
饮
食

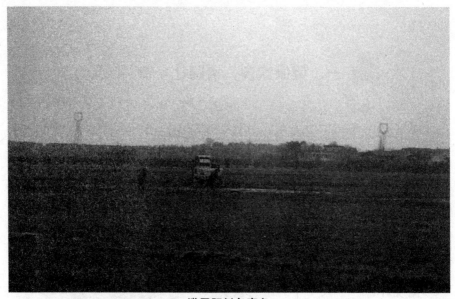
滥用肥料危害多

2．"粮"心在沉沦

当前，物种退化、全球变暖、臭氧层被破坏、酸雨、森林锐减、沙漠化、空气污染、水污染、海洋污染、有害物质越境转移等对地球的影响日益突出，并在很大程度上困扰着农业的良性发展。究其原因，主要是人类为了追求经济效益而违背自然规律，肆无忌惮地"蹂躏"大自然而造成的，人类也必须为此付出代价。

滥用化学肥料，虽然短期内在一定程度上提高了作物产量，但长期施用，其累加效用导致了严重的不良后果：土壤微生态环境恶化，土壤养分比例失调，土壤盐碱化，酸化，板结，肥力下降，地下水硝酸盐含量超标，水体富营养化，食品污染，人体健康受损，农作物品质下降。

人类食用含有大量高毒、剧毒的农药残留的食物会急性中毒，长期食用农药残留量超标的农产品会引起慢性中毒，并有可能引发多种慢性疾病，如肿瘤、生育能力降低等。据报道，长期生活在高残留农药环境中的生物极易诱发基因突变，使生物物种退化甚至衰竭死亡，造成生态系统平衡失调乃至崩溃。

违背自然规律的农业发展方式也是导致水环境恶化的主要原因。农业污染源是化学需氧量的大户，排放量占四成以上。农业水浪费、森林绿地大量被破坏进一步导致水资源紧缺。

我们占据着大地、我们踩蹦着大地，我们侵犯着"粮"心、我们吞食着良心，我们的"粮"心在沉沦……

但是，无论如何，我们不能留下一个充满毒素的大地给我们的后代！

请记住，不要等到最后一条河被污染、最后一棵树被砍掉、最后一条鱼被捕捉，我们才明白，原来钱是不能食用的！

二、低碳饮食，开启健康新生活

随着生活条件的改善，不少人吃肉、喝酒，饮食作息不规律，结果导致各种疾病发病率急速递增，这在很大程度上就是大量食用高碳食品导致，因此迫切需要"低碳"饮食方式来改变现状。

低碳饮食规律

根据所处阶段和个人新陈代谢状况的不同，选择食物也有四个不同的阶段：

诱导期——这是阿特金斯饮食法的第一阶段，也被视为限制最为严格的阶段。换句话说，在第一阶段，您只能吃极少碳水化合物。每天的

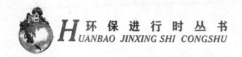

时尚生活中的环保饮食

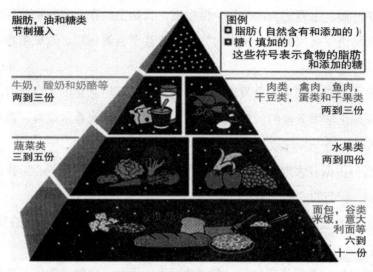

脂肪，油和糖类
节制摄入

图例
◻ 脂肪（自然含有和添加的）
◼ 糖（填加的）
这些符号表示食物的脂肪
和添加的糖

牛奶，酸奶和奶酪等
两到三份

肉类，禽肉，鱼肉，
干豆类，蛋类和干果类
两到三份

蔬菜类
三到五份

水果类
两到四份

面包，谷类
米饭，意大
利面等
六到
十一份

美国农业部公布的食物金字塔

摄入量仅为20克。可以食用的碳水化合物包括沙拉和其他非淀粉类蔬菜。

持续减肥期——到了第二阶段，您可以在食谱中加入较多的碳水化合物。在这一阶段，碳水化合物的摄入量可增加到每天25克。此后每周可增加5克碳水化合物摄入量。这样，在第二阶段的第二周，您每天可以食用30克碳水化合物。到第三周时，您每天可以食用35克碳水化合物，依此类推。就这样继续缓慢增加碳水化合物摄入量，直

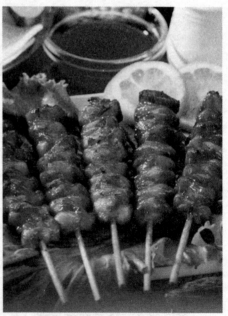

健康饮食要远离高脂肪食品

到体重停止减轻为止。到那时，您再从每天的碳水化合物摄入量中减去5克。该水平可使您保持体重不变。

保持体重前期——这是从减肥期向体重保持期过渡的阶段。每周可将碳水化合物摄入量提高10克，前提是体重仍在下降。

终生保持期——在最后阶段，您可以选择各种不同的食物，但是仍要限制碳水化合物的摄入量。正是在这一阶段，您既可以继续减轻体重，又可以食用比前几个阶段更为多样的食物。

低碳饮食基本法则

1.尽量不吃米饭、面条、面包等高碳水化合物的食物。

2.中餐和晚餐要有蛋白质和蔬菜。

3.晚餐在7点前吃完，7点之后除了喝水，任何东西都不吃。

4.海鲜类可与肉类交替吃，一餐选一种蛋白质即可，不能同时吃鱼和肉。

5.经过复杂料理的汤汁（如煲汤）不要喝，尽量喝清汤，不喝浓汤。

6.避免油煎、油炸、勾芡、裹粉等烹调方式，蒸、煮、烫最好。

随着生活水平的提高，我们生活中可选择的"美味佳肴"也极大丰富起来，但是，吃得多未必吃得"好"，未必能吃出健康的身体。有些同学把肯德基、麦当劳当成了宝；学校门口的炸牛排、鱿鱼串，成了相当一部分学生的最爱；巧克力、可乐、冰激凌，对同学们也充满诱惑。而事实上，这样的饮食习惯并不科学，如不及时加以纠正，必将成为明天身体素质的隐患，我们一定要管住自己的嘴，才是解决问题的有效途径。让健康饮食教育从我做起，才能有力地让我们的社会走向绿色饮食和低碳饮食的道路。

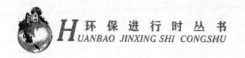
时尚生活中的环保饮食

三、低碳饮食首推健康素食

为什么说肉食是"高碳饮食"，素食是"低碳饮食"？

也许您会纳闷儿，素食怎么会与高碳、全球变暖、减排有关系？

现在，人类饮食走在一条大量依赖动物肉乳的险道上。不过，人类现在还有机会选择植物性的饮食，以大量地减少人类的碳排放，以拯救人类与地球。公民在低碳生活实践中最为有效的方式则是改变自己过度食肉的习惯。

发展低碳经济是2010年全国两会热点话题之一，全国政协委员曾大力赞赏素食在发展低碳经济中的重要作用，认为推广素食既有利于人们的身体健康，又有利于节能减排，倡导素食，是遏制全球气候变暖的最省钱、最有效的方法之一。

根据美国约翰·霍普金斯大学研究人员的计算，动物性蛋白质的营养价值虽然高于植物性蛋白质，但是前者生产过程中消耗的化石燃料是后者的8倍。

肉类的生产、包装、运输和烹饪所消耗的能量比植物性食物要多得多，其对引发地球温室效应所占人类行为的比重高达25%。

中国农业科学院农业环境与可持续发展研究所研究员林而达指出：粮食是"低碳饮食"，肉是"高碳饮食"，每人用吃500克粮食代替吃500克肉，全国就能减少28万吨的二氧化碳排放。

您也许觉得这是危言耸听，可这却是千真万确的！

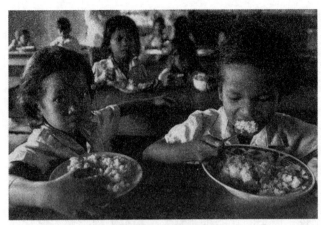
做个健康不挑食的典范

2007年，诺贝尔和平奖得主IPCC主席帕卓里博士在演讲中指出：

1. 生产1千克的肉，会排放36.4千克的二氧化碳。

2. 畜牧业生产1千克牛肉需要10千克饲料。不但严重浪费食物资源，更造成穷国的粮荒问题。

因此，对抗气候变迁最轻而易举的事，就是少吃肉！

这是人人都可以做得到的事。以少吃肉来缩小畜牧业的规模，是减少温室气体排放最有效的方式。

肉食也造成了穷国与富国之间食物资源分配的巨大不公平，并影响穷国的食物供给。畜牧业生产1千克牛肉需要10千克饲料，目前全球1/3的谷粮和超过90%的大豆用以喂养牲畜，以生产肉类供富国消费，不但严重浪费食物资源，更造成穷国的粮荒问题。

联合国粮农组织(FAO)在2006年出版的《畜牧业的长远阴影》称，畜牧业向大气层排放的温室气体大于交通运输业，占全球温室气体总排放量的18%。

不过，加上屠宰、运输、冷冻、储藏等因素，肉食造成温室气体的排放可能还要更严重。

来自畜牧业的主要温室气体：

1. 伐除雨林以生产饲料。

2. 粪便废弃物所释放的甲烷，甲烷的潜在暖化效应为二氧化碳的72倍。地球上人为产生的甲烷中，畜牧业就占16%。在《京都议定书》等国际条约中，有6种温室气体遭到管制，其中包括甲烷。而甲烷主要来自于家畜养殖。人类减少肉食，减少养殖家畜，就相应地减少了甲烷排放，同时，也控制了肉食生产所需要的大量能源消耗和废气排放。

3.肉乳产品的冷冻与全球运输。

4.动物的饲养、屠宰与加工。

5.超过五百亿只饲养动物所呼出的大量二氧化碳。

与植物类食品相比较，肉类的耗能也非常大。根据美国哈佛大学营养学家估算，肉类的生产、包装、运输和烹饪所消耗的能量比植物性食物要多得多，其对引发地球温室效应所占人类行为的比重高达25%，而飞机所造成的温室效应仅占2%。

联合国"政府间气候变化专门委员会"主席帕乔瑞指出："我要提醒世人，在减缓气候变化的诸多方法之中，改变饮食习惯是可行之道。"就温室气体减量而言，少吃肉比少开车更有效。帕乔瑞说，减少食肉量能够给对付气候变化带来立竿见影的影响。

英国伦敦的农场动物福利非政府组织"关怀世界农业"从2004年开始发起"少吃肉类"运动。该组织指出过去四十年来，全球肉类消费量直线上升，严重威胁人体健康、地球资源与生态环境。全球至少1/3的粮食用于饲养牲畜，获取1千克牛肉要消耗10千克饲料与10万升的水。全球农场牲畜每天至少制造130亿吨的废弃物，污染土壤与河川，加剧全球暖化趋势。

动物们要吃掉大量吸收二氧化碳、释放氧气的植物

目前，地球上共有15亿只家养牛和野牛，17亿只绵羊和山羊。它们

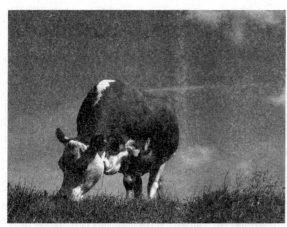

全球的牛每天至少要吃掉1530亿千克的草

的数量还在快速增长。全球肉产量有望在2001年至2050年期间翻一番。

一般，成年羊一天的食草量在5千克左右，还需采食精料250～500克，目前，全球的羊每天至少要吃掉75亿千克的草。放牧的牛群，每日食鲜草量约为其体重的10%～14%，平均体重按850千克计算，全球的牛每天至少要吃掉1530亿千克的草。

既然动物们排出大量的碳，还吃掉大量吸碳的植物，那么，我们更应该少吃肉了。

因为吃肉的需求会刺激畜牧业与肉食品加工业的发展。吃太多的肉，就会带动畜牧业的快速增长。而畜牧业的快速增长，又会加剧气候变暖，使环境恶化。

食素比食肉好

《中国健康调查报告》称：

1. 动物性食物对人体有害。即使只摄取少量动物性食物，也有负面效果。

2. 动物蛋白能显著增加癌症、心脏病、糖尿病、多发性硬化病、肾结石、骨质疏松症、高血压、白内障和老年痴呆症等疾病的患病几率。

3. 所有以上疾病都可以通过用吃素代替吃肉来进行控制和治疗。

4. 全植物蔬食是最健康的饮食。

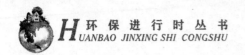
时尚生活中的环保饮食

肉类存在使用化学药品、荷尔蒙、杀虫剂、抗生素及疾病传染等健康风险。

肉食者血液呈酸性，酸性血液是滋生所有病毒的温床，心脏病、糖尿病、肥胖症等疾病发病率高。

而素食能使血液呈弱碱性，可促进新陈代谢活动，从而把蓄积体内的脂肪及糖充分燃烧掉，减轻身心负担，达到排毒养颜及减肥的目的。

合理素食完全可以满足人体所需的各种营养。

《大戴礼记》云："食肉，勇而悍；食谷，慧而巧。"素食不仅可以保持口气清新、头脑轻灵，还可以陶冶性情，使得人们更加亲近自然，亲近自己的内心。素食者耐力强，成绩好，做事效率高。

吃素是一种品位，是一种潮流，更是一种时尚。素食原料丰富多彩，素宴工艺色彩缤纷，好吃、好看。

被称为营养学界的爱因斯坦的坎贝尔教授说："堆积如山的证据部分来自我自己，部分来自其他科学家，再加上中国营养研究的结果，说服了我改变饮食与生活形态，十五年前我就不再吃肉，六到八年来也几乎不碰动物性食品，包括乳制品——我的家人也采取了新的饮食法。"

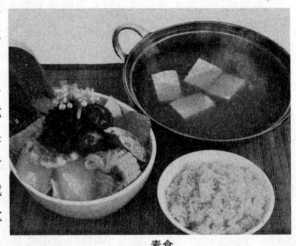

素食

四、低碳饮食——十多十少

根据《维多利亚宣言》"合理膳食"的精神，结合我国国情和国人饮食习惯，我们向大家推荐以下"十多十少"的膳食基本原则。

1.多粗少精　这个"粗"有两个含义，一是粗加工，二是粗粮。精面、精米的营养成分在加工时损失不少，而粗粮则成分齐全，特别是维生素B族和矿物质、粗纤维都很丰富，所以要和孔子"食不厌精"的论调唱反调，主食中少吃精面、精米，多吃糙米、粗面。粗粮中的玉米、荞麦和红薯等在营养上可与米面互补，而在保健功能上则远胜于米面，如果可能要尽量多吃这些粗粮，减少米面。

2.多素少荤　在副食品中肉鱼蛋类荤菜要少吃一点，尽量多吃蔬菜、海带、蘑菇、豆制品等素菜。荤菜肉类食用过多易导致多种疾病如心脏病、脑血管疾病、动脉硬化、癌症等。而素菜具有防癌、防治动脉硬化、抗衰老等许多作用。

3.多鱼少肉　在荤菜中要多吃鱼虾蟹类海鲜、河鲜，少吃肉类。鱼虾的蛋白质含量高，易于消化吸收，含脂肪少。特别是海鱼含有的鱼油还能降低胆固醇、防止动脉硬化。另外，海鱼中钙、钠、氯、钾、镁等含量较多，且富

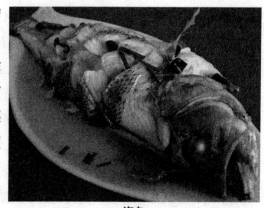

海鱼

  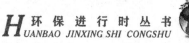

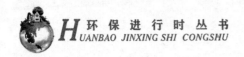

含碘、维生素B₂、烟酸等，是中国权威营养学家特别推荐的十大健康食物之一。

4.多禽少兽　在肉类中多吃鸡、鸭、鹅、鹌鹑、鸽子之类禽鸟肉，而少吃猪、牛、羊等兽肉。禽鸟肉含脂肪较少，鹌鹑更是具有丰富的营养价值和药用价值，被称为"动物人参"。

5.多白肉少红肉　在肉类中少吃猪牛羊类之红肉，多吃兔肉之类的白肉。100克兔肉仅含0.4克脂肪，蛋白质含量超过了猪牛羊肉，而且吃了不上火，对糖尿病、高血压、高血脂患者都有良好的营养价值和药用价值。

6.多生少熟　不论什么烹调方式都会造成食物的部分营养损失。当然，鱼肉蛋类以及豆制品和大部分蔬菜、瓜果，不能生吃的就只有煮熟吃，而能够生吃的我们提倡尽量生吃。例如生吃番茄、柿子椒、芹菜、萝卜、胡萝卜、莴苣、生菜、菜花、大白菜、卷心菜、黄瓜、洋葱、大蒜、大葱等，一则所含的维生素、纤维素等营养素不致因加热而被破坏，也减少热能、盐分的摄入，更重要的是蔬菜中大都含有一种免疫物质——干扰素诱生剂，它作用于人体细胞的干扰素基因，可产生干扰素，具有抑制人体细胞癌变和抗病毒感染的作用。而这种"干扰素诱生剂"不能耐高温，只有生食蔬菜才能发挥其作用。即使炒蔬菜也不宜炒得太熟，大火快炒，能保证维生素C等营养素不致丢失过多。不过像日本人那样吃生鱼片、生肉片、生鸡蛋，还是要慎重一点为好，稍不留心就可能导致病从口入。再则生吃蔬菜、瓜果必须进行消毒处理，注意清除农药、真菌、寄生虫卵等污染，必须用清水多洗多泡，去皮。生吃的方法包括饮用自制的蔬菜汁，或凉拌蔬菜，可酌情加醋、蒜和姜末，既能调味，又能杀菌，还可减少调味用盐。

7.多水少油　烹调时多用水少用油。即使是植物油、单不饱和脂肪酸吃多了同样造成热能过剩，而且吃过多的脂肪也有致癌的坏处。尽量用水蒸、煮、炖，而少用油煎、炸。能用水汆，就不过油。即使炒菜也要少放些油，中间适当加点水，同样可以炒得色香味俱佳。多利用微波炉烹调菜肴也可减少用油。

8.多姜、醋，少糖、盐　在调味时，不要太甜、太咸，太甜会增加热能，太咸则弊病更多。吃过量的食盐有促癌的作用，容易患高血压，每天若增加4克食盐，收缩压和舒张压分别增高2.3毫米汞柱和1.5毫米汞柱。建议每天的食盐以不超过6克为宜，高血压病人尤其应注意限制盐的摄入，同样味精也应少吃。腌菜类也应限食，一则在于其盐分过多，二则加工不当可能含有如亚硝胺与过量的亚硝酸盐等有害物。而生姜辛辣芳香，能使菜肴更加鲜美，而且还有很多功效，如开胃、强

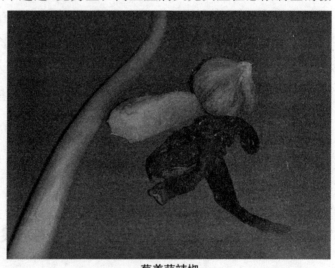

葱姜蒜辣椒

心、辟腥、止吐、杀菌、防止晕车晕船、催眠、镇痛、抗过敏和抑制肿瘤生长等。醋也可增进食欲、辟腥、杀菌、解毒，可以保护维生素B和维生素C不受破坏，适量饮用可防治高血压、冠心病等。

9.多"数"少"量"　在兼顾各种营养素、荤素食品搭配的前提下，尽量食用更加多数的食品，日本人主张每天吃30种以上，每种的量可以少一点，这样就可为机体提供多种营养素，满足机体的需要。即使是非常喜好的也不要多吃，因为吃多了就会影响进食其他食品，可能造

环保进行时丛书
HUANBAO JINXING SHI CONGSHU

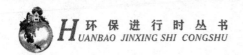
时尚生活中的环保饮食

成营养失衡。

10.多餐少食 一日三餐制是中国饮食的缺点之一，每餐进食多加重了胃的负担，大脑相对供血不足也影响了脑功能，而短时间的营养过剩可造成脂肪在血管壁上的积聚。据研究，一日吃四五餐的人，动脉硬化、冠心病、中风等疾病的患病率明显低于一日三餐的人。希腊人之所以长寿，少食多餐也是原因之一。所以"少食多餐"是饮食养生的原则。我们主张一日三餐之间再加餐两次，三顿正餐占全天的食量和营养量的七八成，而加餐占二三成。总的原则是每餐只吃七八分饱。这样有利于营养的均衡摄入和吸收利用，不发胖，少得生活方式疾病，能保持长时间的脑力旺盛和精力充沛，还可延年益寿。

少食多餐特别适用于老人、幼儿及一些疾病的患者，如胃下垂或胃黏膜脱垂、胃溃疡病活动期、胃大部切除手术、冠心病、胆囊炎、胆石症、高热等病的患者。

五、健康低碳吃对水果

水果人人爱吃，但并不是人人都会吃。苹果是我国北方最主要的水果，果实中含有鞣酸等有机酸，具有收敛作用，还含有果胶和纤维素，能够吸收细菌和毒素，食用可治疗轻度腹泻。梨性寒味甘，有润肺、消痰、止咳等功能，与蜂蜜、贝母、冰糖配伍，熟食或饮汤能治疗咳嗽。山楂含有大量的维生素C、苹果酸、琥珀酸、柠檬酸等，具有开胃、消食、收敛、止痛等作用，对痢疾杆菌、变形杆菌、大肠杆菌、绿脓杆菌以及金黄色球菌等多种病原菌，都具有很强的抑菌作用，能够治疗消化不良、菌痢、肠炎和小儿腹泻等症；山楂中的三萜酸有良好的降压作用，对老年性心脏衰弱、冠心病和高血压病患者，都大有裨益。另外，一些因为缺乏维生素而引起的疾患，都可以从水果中得到补充，收到一定的疗效。如因缺乏维生素A而引起的夜盲症、干眼症和角膜软化症的患者，适当多吃些富含维生素A的杏是有益的。因缺乏维生素B而引起脚气病的患者，多吃些枣和柑橘有一定的疗效。因缺乏维生素C而引起坏血病的患者，可以多吃枣、山楂、柑橘和柿子等水果。

水果虽然是对人体健康大有裨益的食品，但食用不当也会造成某些损害。例如，空腹吃柿子，会使肠壁收敛，降低消化能力，出现腹部不适之感；对于病后的体弱者、产后的妇女以及风寒外感的患者等，都不宜食用味甘性寒的柿子。在暮春初夏，人们不仅爱吃红杏，有人还特别喜食具有特殊香气的杏仁。杏仁中含有苦杏仁甙，水解后易生成毒性很强的氢氰酸、苯甲醛等，吃多了会造成急性中毒。所谓"桃饱人、杏伤人，梅子树下酸死人"，意即桃吃多了使人腹胀，杏吃多了会伤身，梅子多食会损坏牙齿。

吃水果时，除了避免水果本身对人体的损害之外，还要注意洗除果面的病菌和污物，防止果实内的农药残留毒害。有些水果如柑橘、香蕉等，剥去果皮后就可食用。枣、樱桃、葡萄、山楂等小型水果，最好先用清水洗净果面的污物，再用0.1%～0.2%的高锰酸钾水浸洗一次，对果面的病原微生物消毒后再食用。吃苹果、梨等大型水果时，最好是先用水洗干净，再削去果皮后食用。特别在当前以化学农药为主防治果树害虫的情况下，果皮

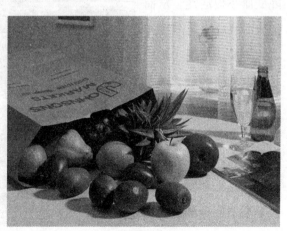

名目繁多的水果

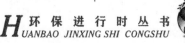

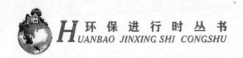
时尚生活中的环保饮食

中常常积累较多的农药残留毒物。据测定，农药在苹果果实内的残留物，有99.54%～99.72%集中在果皮里。在一些地区，苹果的果皮中，农药残留的含量比国家规定的允许含量高9.7～9.9倍。而苹果果肉中的农药残留的含量比国家规定的允许含量低94.47%～96.90%。因此，虽然果皮（尤其苹果皮）营养丰富，但目前削皮吃苹果、吃梨，实为除弊取利的必要工序。

六、少吃高碳巧克力

巧克力又叫朱古力，是一种以可可豆为主要原料制成的食品，味道香甜，营养丰富，偶尔吃几块，让人回味无穷。科学家们对巧克力成分进行了研究，认为巧克力具有降低心脏病发病率等益处。

巧克力中的类黄酮具有抗氧化作用，可延长体内其他重要抗氧化剂如维生素E、维生素C的作用时间，还具有扩张血管、保持毛细血管弹性以及降低血小板活性，从而防止血液凝固等作用。

巧克力中的可可脂是由饱和脂肪酸、单不饱和脂肪酸以及其他少量的脂肪酸组成，其中的饱和脂肪酸中含有大量的硬脂酸和软脂酸。硬脂酸对胆固醇具有中性作用（不升高亦不降

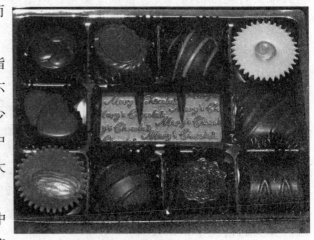

巧克力

低），软脂酸可以轻度降低胆固醇浓度，所以巧克力中的饱和脂肪酸对血液中的胆固醇水平没有影响，单不饱和脂肪酸中的油酸可以降低体内胆固醇浓度，另外，单不饱和脂肪酸中的油酸和亚麻酸还具有抗氧化作用。

巧克力在口中溶化时，会有一种爽口的感觉，这是因为色氨酸生成增多，促使复合胺的生成，而复合胺是一种"好心情"激素，良好的心情有益于健康。

研究表明，巧克力中含有的儿茶酚能增强免疫力，预防癌症，干扰肿瘤的供血。据统计，常吃巧克力的人的寿命比不常吃巧克力的人稍长些。

虽然巧克力营养丰富，但是如果作为滋补营养品，经常过量食用，反而弊多利少。这是因为巧克力的营养与适合人体需要的营养比例相差很大，许多精制巧克力中的脂肪比例接近40%～50%，糖的比例也不少，而蛋白质的比例只有5%左右。此外，巧克力还含有平常食品所很少含有的可可豆碱、咖啡碱等物质，如果经常过量吃巧克力，可能会出现以下问题：

一是由于脂肪成分过多，儿童多吃后会使体内堆积大量脂肪，增加心脏的负担，体质会渐渐衰弱。大人吃多易患动脉硬化、高血压、胆石症等疾病。由于糖分太高，通过体内的新陈代谢会使许多糖分转变成脂肪储藏，也会让人发胖。由于蛋白质含量太少，小孩子缺乏蛋白质，生长发育会受到影响，成人会感到肌肉软弱无力，易疲劳。

二是巧克力能量很高，每100克纯巧克力的总热能可达530～550千卡，对于从事一般轻体力劳动的人，100克巧克力就能占去每日需要能量的1/4。因此，多吃巧克力后总有饱腹感，影响每日三餐的胃口，于是饭菜吃得少，造成蛋白质、无机盐及维生素等人体必需物质的缺乏，对健康不利。

三是巧克力中的可可豆碱、咖啡碱具有强心和兴奋大脑的作用，孩子多吃后会哭闹多动，不肯睡觉，成人多吃也容易精神兴奋或失眠。

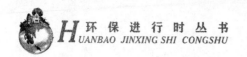
时尚生活中的环保饮食

四是巧克力十分甜腻，多吃后不利于口腔卫生，可诱发口臭和蛀牙，嘴里也会出现一股酸味，使人感到不舒服。总之，巧克力作为一种流行的健康食品，适量吃一些有益健康。

七、快乐低碳少吃肉

爱因斯坦说："没有什么能比素食，更能改善人的健康和增加人在地球上生存的机会。"

名人们都在以他们的经验告诉我们，身体健康其实可以用合理的素食来做调配。而为什么一位伟大的科学家爱因斯坦会说，素食能改善地球的健康状态，从而增加人类的生存机会？真的有这么严重吗？

这是一个环保问题！因为素食跟肉食已经造成了环保上的一个联系。

1960~1990年短短30年间，全球肉制品的消耗量激增了好几倍，越来越多的人把汉堡当成正餐，肉类已经从配菜变成了主食，也就是说1客牛排的肉量，在我们的祖父祖母那一辈，他们可能吃半年，而我们可以一餐就把它吃掉了。还有，每天有大量的肉被倒到泔水桶里，这也跟濒临危险的环境有密切的关系。

牲畜在饲养的过程当中，会产生大量的排泄物。全美畜牧业每年产生9亿吨的粪便，平均每个美国人可以得到3吨。再者，一头牛一年可以产生14吨的粪便，相当于10部车的重量。而在爱荷华州，猪每年可以产生5000万吨的粪便，平均每一个州民可以得到16吨，这都是很可怕的污染。

不仅是国外，据有关部门统计，国内畜牧业每年约产生27亿吨的动物排泄物，比所有工业废料总量多3.4倍。

这些粪便往往直接排入河水中，就可能会污染到水源或地下水，从而

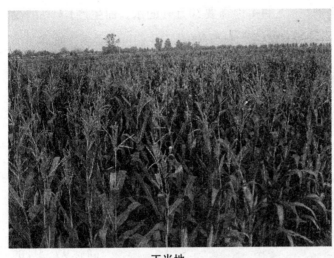

玉米地

间接造成饮用水的污染，而清理这些污染动辄必须用去数亿美元。

所以，从上述信息，可以说明智地选择食物，也是在保护水源。

那么吃肉，还会经由什么途径造成人类水资源的消耗？

很多地方的谷物不是给人吃的，而是给牲畜吃的。而这些植物本身在种植的时候，就消耗了大量灌溉的水源。

目前，地球可利用的土地，约有33%被用来生产喂养动物的农作物。所谓可利用的土地不包括高山、沙漠，贫瘠、恶劣的区域，也就是33%的精华土地上种出来的庄稼，都是给动物吃的，占了这么大的面积。而现代农业在种植这些作物的时候，通常必须要使用大量的杀虫剂、化肥、除草剂，这些有毒的化学药品，也在大规模污染地下水。

农药的危害自不待言，化肥更是造成许多环境问题，例如造成土壤贫瘠、河水富营养化等，现在许多湖泊蓝藻的污染，就与化肥过度的使用有关。人们在饮用水中闻到的腥味就是蓝藻的污染，为什么蓝藻会超量繁殖？因为人类过量地使用化肥，造成河水与湖水太"营养"了，有利于蓝藻的生长，结果这些藻类消耗了水中大量的氧气，又造成了对鱼类生存的威胁。

因此，我们在思考环保问题的时候，常忽略了吃肉会污染环境、要消耗更多的水等因素。

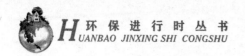
时尚生活中的环保饮食

　　科学家发现，生产1千克的牛肉需要10万升的水。而生产1千克的麦子，只要900升。生产1千克的土豆，只要500升。我们可以看到，吃肉所消耗掉的水非常多。与素食相比，肉食在生产的过程中可能要多消耗100倍到200倍的水。请问我们的水资源很多吗？大量的冰川减少了。而人类淡水的资源，有一大部分是蕴涵在冰川里面的。在全球变暖的过程当中，冰川不断地在减少，人类的淡水资源也不断地在消耗。

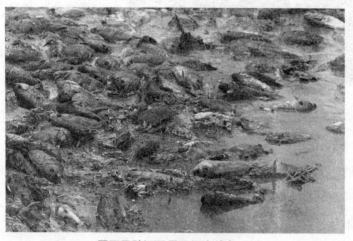

因亚马孙河干旱而死去的鱼

　　地球虽然是一个多水的星球，可是有高达97.5%的水是海水，是人类没有办法直接取用的。只有2.5%是淡水，如将这2.5%的淡水拿出来，当成100%的话，有68.7%是冰川水，30.1%是地下水。也就是说，地球的暖化正在消耗这68.7%的冰川水，而人类所使用的化肥、农药、牲畜粪便与其他工业废水，正在污染另外的30.1%的地下水。也就是说经过这样的污染，人类所能使用的淡水资源将越来越缺乏。这是一个很值得关注的危机现象。

　　2006年巴西亚马孙河遭遇了百年不遇的干旱，亚马孙河的流量曾经是长江流量的好几倍。它会干旱，哪一条河还能够说它可以保证永远有滔滔不绝的河水？

　　另外，用谷物换肉明智吗？

　　想象你在一座孤岛必须自给自足地耕作，好不容易您经过一段时间辛苦劳动，得到了14磅谷物。您用这14磅谷物可以换得什么？您可以换54碗玉米片，也可以做12条大型法国面包。可是如果您不想吃素，那您拿这14磅谷物去喂牛，然后得到牛肉，您最后只能得到1磅碎牛肉。14磅谷物可以吃多久？省吃俭用的话可以吃一个礼拜。1磅碎牛肉，可以吃多久？一天可能都撑不过去。所以请您选择，而且我们记住，14:1这个数字。为什么要记住这个数字？因为它表示能养活14个素食者的食物总量，才能养活1个肉食者。也就是说，要有14倍的土地，才能保证我们有肉可以吃。

没有那么多的土地，怎么办？砍伐森林，创造耕地也是一种选择。可是森林是地球的肺，不能肆意砍伐。

从太空中拍摄的巴西亚马孙热带雨林的照片，二十年前非常纯净的热带雨林，现在出现了一道一道开发的痕迹，这些全部都是森林被砍伐的痕迹，在太空当中所看到的一条一条的痕迹，在地面上都曾经是大

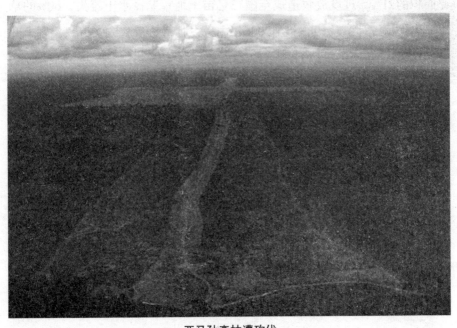

亚马孙森林遭砍伐

 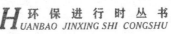

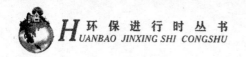
片的森林。

亚马孙热带雨林消失的原因是什么？

2000—2005年亚马孙热带雨林被砍伐的原因是，将近60%的热带雨林被砍伐被用来养牛，做牧场。另外有33%的雨林被砍伐，用来经营小规模的农业。也就是说，砍伐掉这些雨林，最重要的还是为了满足人类吃肉的欲望。所以，93%的森林消失与畜牧业有关。

畜牧业的发达也加速了表土资源的流失。

人们拿很多的植物去给动物吃，必须大量生产植物饲料压榨表土资源，其结果是自然界每500年才可以生成1寸表土，现在每16年就流失1寸。这个也是因为要满足人类大量食用肉类的需求。

过度放牧造成沙漠化的问题。

前几年呼伦贝尔草原退化的总面积，超过两万平方千米，占可利用草原面积的21%。过度放牧造成全国13亿亩土地荒芜、水土流失，60%的草原退化。据统计，从1989年到2006年内蒙古牲畜数量从5000万只急剧上升到1.1亿只，年产肉量120万吨。

草原退化会造成沙尘暴。

八、试着拥有自己的绿色菜园

当乡村人纷纷挤进城市，当大部分近郊农民纷纷改换身份成为城市居民，当乡村种植日渐式微，当大片土地日益被楼房挤压……曾几何时，城市化让越来越多的人脱离了农村，让越来越多的人远离了土地。传统的农耕文明似乎正在从人们的视线里消失。然而，在曾经的农田、如今却高楼林立的城市里，在工作之余和闲暇时间，有一部分人却心甘情愿地花钱做起了"农民"，去施肥，去采摘。

种菜，在许多人的心目中似乎是只有农民和在农村才能做的事。然而，在21世纪。这将成为都市人的一种新时尚。

甚至有的人在自家阳台或自己家的空地里种菜，这既是一种娱乐，也是对生活的一种追求。北京的应先生就是这样的一个家庭。他们利用自己的空间，在阳台上用防水布和砖头圈了一个1平方米左右的小菜园，种下了小白菜和西红柿。这让他们的儿子非常感兴趣，在取土、播种、施肥的过程中，孩子都一一参与，应先生夫妻也在此过程中向他普及了很多植物知识。之后，孩子便开始要求独立负责自己的小菜园子，浇水、捉虫等都亲自上阵。

自从种菜后，孩子乐意吃蔬菜了，而且吃得非常香，不用他们再向他强调蔬菜的营养价值了，这个收获让应先生夫妇非常意外。同时，在参与和观察种植的过程中，孩子的耐心和爱心也得到了培养。

"这样的亲子教育方式很好，1平方米如果都种上小白菜，三口之家足够每天享用了。"应先生夫妇建议家长们都来尝试，爱干净的家庭可以用大的塑料盒、木盒或者大泡沫塑料盒，铺上10厘米厚的

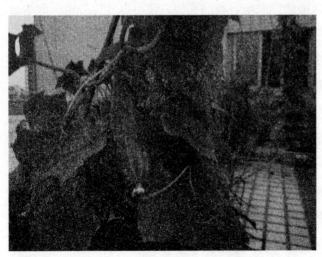

阳台小菜园

 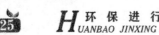

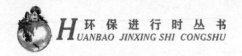

土就可以操作了。

在南京市新街口有一位杨先生，每逢双休日，他都要乘地铁出行，目的地是他在河西的小院子。返程时则带上他的收获：有时是一包黑菜，有时是一包扁豆。

杨先生纯粹把菜当花种。他的菜园其实是花园、是乐园。"冬季，种下淮安老家盛产的黑菜，再冷，院子里都是满眼绿色；春季，墨绿的黑菜叶与红色的郁金香交相辉映，看得人都舍不得离开。"杨先生这样说道。显然，他很醉心这种城市"菜农"生活。

泉州市有一位许女士，职业是教师。自从开始"都市种菜"以来，她先后种过茄子、菜豆、花菜、萝卜、韭菜、菠菜、西红柿、黄瓜等不下几十种。几年下来，许女士已是相当称职的"菜农"了，对于怎么松土、施肥、浇水、播种，夏季一天要浇几次水，什么菜"吃肥"较重得多浇几趟粪，春天适宜种什么菜，冬天要种什么菜……她都清清楚楚。

"在地里的感觉特别好，看着菜一天天长，有一种收获的喜悦，洗着一把把自己种出的青菜，那种愉悦的心情无法诉说。"

"种菜不仅能调剂生活、享受收获的喜悦，还可以放松心情、锻炼身体。有时带儿子到地里走走，顺便也教他一些农作物知识。"

因为种菜，许女士和同事们便经常聚在一起交流经验，积累农作物知识，分享收获心得，其乐融融。特别是夏日黄昏，下班后在田里劳作一番，收工时分，往往月亮已挂在天边，此情此景，令人不禁想起陶渊明的诗句"晨兴理荒秽，戴月荷锄归"，感觉特别淡泊宁静。

武汉市后湖区是一个新开发的居住小区，刚建成的时候，这里有大片暂时闲置的工地。2008年初，从洪湖乡到武汉的赵老头和老伴搬到后湖，和儿子们住在一起。由于儿子们平时忙于工作，家里就只有他们两个人。因为和小区的人不熟，找不到人聊天，为打发时日，两人便下五子棋、玩纸牌，看儿子为他们买来的连续剧光盘，尽管如此，年近古稀的老两口还是时常到夜里11点多还睡不着，这让儿子很担心。

2008年夏天，两人在小区周边转，看见有人在小区旁一个待建工地上开荒种菜，老两口动心了。他们花了一周的工夫，编织了竹篱笆，购买了工具和种子，平整了一块20平方米的菜地，种上了菠菜、小白菜和生菜。之后，两人每天到菜地除草、浇水，到了收获的季节，老人很开心，特意将3个孩子叫到一起，做了一桌的菜，其中就有他们自己种的。

而自从开始种菜后，老两口的作息时间也变了，早睡早起。儿子下班回家，老人的话也多了，每天都介绍菜的长势，精神状态也好了许多。

因为不施农药，这些自己种出来的菜外观上并不像市场上买的那样美观，比如叶子上会有虫咬后留下的小洞，但是，它们却新鲜、自然、无污染，真正符合绿色环保的要求。

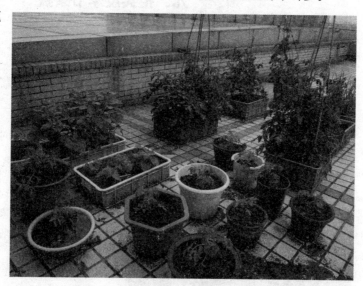

楼顶上的"开心农场"

为什么会有这么多的城市人热衷于做一个业余"菜农"呢？专家分析其原因主要有两点：

首先，生活在钢筋水泥中的现代人向往自然状态，希望重新体验自种

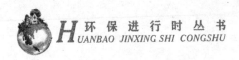
时
尚
生
活
中
的
环
保
饮
食

自收的田园生活的乐趣。

其次，现在蔬菜污染问题严重，而自家种的菜无公害、健康，吃起来放心。

种菜既可劳动锻炼，又可吃得放心，还能享受田园生活，这么多的好处，不能不令人心驰神往。

都市种菜很"老土"，也很"时尚"。

九、拒买反季节果蔬

20世纪80年代以前出生的人，一定会记得自己儿时，一年中总有一段时光是只能吃"冬储大白菜"的。但现在，饮食的季节性概念越来越弱化，

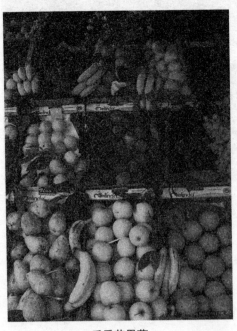
反季节果蔬

在城乡超市里，一年四季均可买到任何季节的"时令"鲜蔬，即使在雪花飘飘的冬天，北方人的餐桌上也会出现像西红柿、黄瓜、西瓜这些本来夏天才能够生长成熟的蔬菜和水果。

这些，都是因为出现了反季节蔬菜和水果。

反季节蔬菜的普及得益于蔬菜大棚的广泛应用。反季节蔬菜既丰富了城镇居民的"菜篮子"，又让菜农们鼓起了"钱袋子"。山东某县因为这样的蔬菜

产业而成为著名的蔬菜生产、加工、销售大县，名列全国百强县(市)。

但是，从根本上讲，反季节设施改变了蔬菜的生物学本性，也正因为如此，反季节蔬菜在丰富了人们的餐桌的同时，也带来了严重的环境污染和食品安全问题。

有些菜农为提前蔬菜上市时间，在种植过程中，大量使用化肥、农药和一些禁用的催熟剂，影响了食用安全。有些提早上市的果蔬，形状越变越怪：西红柿上长出一个个长长的尖；个头较大的草莓、西瓜等水果，切开后中间还有空腔。

据有关专家称，这类果蔬大部分都不是正常生长成熟的，而是采用了膨大剂、增红剂和催熟剂等化学激素。膨大剂的化学名称叫细胞集动素，属于激素类化学物质，常被用于猕猴桃、西瓜、草莓、樱桃、西红柿等果蔬，有时在黄瓜、西葫芦等蔬菜中也使用。使用了膨大剂的果蔬，个头比正常长大的果蔬大，形状变得比较奇特，如西红柿长尖，草莓呈梨状，黄瓜尖部肥大等。专家指出，此催熟方法一般不会对人体造成危害，但如果为了使果蔬提前上市卖高价，将距成熟期较远的青果催熟，则需要大量乙烯，这样处理后的果蔬，对人体有害，尤其是对正处于生长发育期的儿童。

另外，反季节蔬菜以大棚菜为主，大棚中气温较高，不利于农药降解，反而使农药大部分残留在蔬菜上；光照不足也会使蔬菜中的硝酸盐含量提高。长期食用这种被污染的蔬菜，会造成慢性或急性中毒。

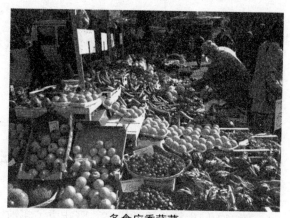

多食应季蔬菜

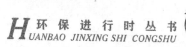

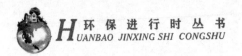
时尚生活中的环保饮食

前者会在体内长期积累微量农药，对人的肝、肾造成损害，引起贫血、脱皮，甚至白血病；后者轻则导致头晕、恶心，重则导致痉挛、昏迷，甚至死亡。

长途运输的蔬菜也会造成一定的营养损失。据营养学家测定，在运输过程中，3天之内，青蒜及葱会失去50%的胡萝卜素，绿豆将失去60%的维生素C。一些食物中天然的抗癌物质和酶在运输过程中也会被破坏。此外，路途中各种灰尘和燃料废气，以及短时间内冷热湿燥的气候变化都会影响蔬菜的营养成分。

根据中医的观点，食物和药物一要讲究"气"，二要讲究"味"。因为在中医看来，食物和药物都是由气味组成的，而它们的气味只有在当令时，即生长成熟符合节气的时候，才能得天地之精气。而反季节蔬菜因为违背了"春生夏长，秋收冬藏"的寒热消长规律，会导致食品寒热不调，气味混乱，成为所谓的"形似菜"。没有时令的气质，是徒有其形而无其质。如夏天的白菜，外表可以，但味道远不如冬天的；冬天的西红柿大多质硬而无味。这些反季节蔬菜含激素太多，长期食用的话，对人体有害无益。

人们习惯了一年四季都能吃到自己喜爱的新鲜果蔬，每年冬天，白菜、萝卜、土豆等时令蔬菜反而被大家忽视了。其实，比起吃反季节果蔬来，吃本地果蔬是更好的选择，毕竟，顺应自然才是最好的健康法则。

健康生活，从拒绝食用反季节果蔬开始！

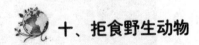

十、拒食野生动物

随着人们生活水平的提高，野味成了宾馆饭店招徕生意的招牌，蛇、鹿肉，甚至蝗虫、甲壳虫等都成了尝鲜人口中的佳肴。食用野生动物的人大多固执地认为，野生动物对人体具有独特的滋补和食疗作用。但科学研究证明，野生动物的营养元素与家畜家禽并没有区别。有关专家也提醒，乱吃野生动物对人体的健康不利，野生动物体内含有各种病毒，还携带各种寄生虫，吃野生动物会得出血热、鹦鹉热、兔热病等疾病，这些病因少见，对人体危害很大。

灵长类动物、啮齿类动物、兔形目动物、有蹄类动物、鸟类等多种野生动物与人的共患性疾病有一百多种，如炭疽、B病毒、狂犬病、结核、鼠疫、甲肝等。我国主要猴类猕猴有10%～60%携带B病毒。它把人挠一下，

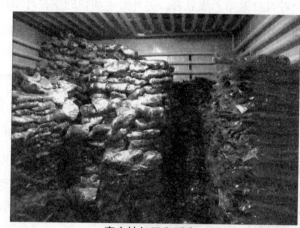
鹿肉被加工和贩卖

甚至吐上一口唾沫，都可能使人感染此类病毒，而生吃猴脑者感染的可能性更大。人一旦染上，眼、口处溃烂，流黄脓，严重的甚至会有生命危险。

饭店餐桌上的美味大多没有经过卫生检疫就进入厨房，染疫的野生动物对人体构成了极大的危害。野生动物携带的各种病菌和寄生虫往往寄生在动物的内脏、血液乃至肌肉中，有些即使在高温下也不能被杀死或清除。因此，食客们在大饱口福时，很可能会感染上疾病。

在众多的野味中，人们食用蛇较多。但是，即使是动物园中的蛇，患病率也很高，癌症、肝炎等几乎什么病都有，寄生虫更多。人们常喝蛇血和蛇胆酒，而蛇体毒很多，神经毒会导致四肢麻痹，血液毒能使人出血不止，

环保进行时丛书
HUANBAO JINXING SHI CONGSHU

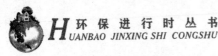
时尚生活中的环保饮食

但人们对此了解甚少，还一味地认为蛇血和蛇胆酒具有很高的药养价值。

甲鱼有一种别的动物身上没有的寄生虫——水蛭。这种寄生虫将卵产在甲鱼体内，如果生食甲鱼血和胆汁很容易连同这些虫卵带进人体内，造成中毒或严重贫血。

专家的研究证实，由于环境污染，许多野生动物深受其害。有些有毒物质通过食物链的作用在野生动物身上累积增加，人食用这种野生动物无疑会对自身健康形成危害。另外野生动物的生存环境广泛而复杂，许多动物体内存在着内源性毒性物质，不经检验盲目食用也会对人的健康和生命造成危害。

野生动物是生物链中重要的一环，不能无节制地捕杀。即使捕杀不受国家保护的野生动物，也要办理相应的手续，通过卫生检疫后方可食用。

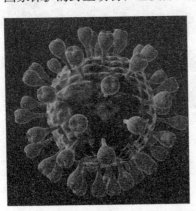

SARS病毒

2003年流行的SARS病毒，目前医学科学家高度怀疑为吃野生动物所致。许多野生动物是自然疫源地中病原体的巨大"天然储藏库"。历史上重大的人类疾病和畜禽疾病大多来源于野生动物，如人类的艾滋病、埃博拉病毒来自灵长类；感染牲畜的亨德拉病毒、尼巴病毒来自于狐蝠；疯牛病、口蹄疫等也与野生动物有关；鼠疫、出血热、钩端螺旋体、森林脑炎等五十多种疾病来自于鼠类。一个个人间灾祸，告诉我们食用野生动物不仅是野生动物的灾难，更是人类自身的灾难。人们在随意猎杀、食用野生动物的同时，也为自己埋下了灾难的伏笔。作为追求新时尚生活的人们，一定要认识到食用野生动物的危害，不要一味地吃奇吃鲜，甚至把吃野生动物当成身份的象征。为了保护生态，也为了人类自身的健康，要拒绝食用野生动物。

第二章

选对食品，选择低碳健康

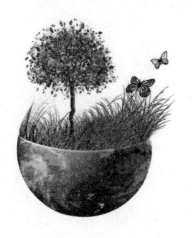

一、认识绿色食品

绿色食品的界定

绿色食品是指遵循"可持续发展"原则，按照特定生产方式生产，经专门机构认定，许可使用绿色食品标志的无污染、无公害、安全、优质、营养类食品。

自然资源和生态环境是食品生产的基本条件，人们通常把与生命、资源及环境相关的事物冠之以"绿色"，为了突出这类食品出自良好的生态环境，并能给人们带来旺盛的生命活力，而将其定名为"绿色食品"。

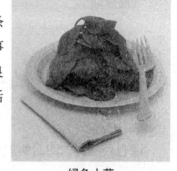

绿色小菜

绿色食品的质量特征

无污染、无公害、安全、优质和营养是绿色食品的质量特征。无污染是指在绿色食品生产、加工过程中，通过严密监测、控制，防范农药残留、放射性物质、重金属和有害细菌等对食品生产各个环节的污染，以确保绿色食品产品的洁净；安全是指绿色食品不能存在可能损害或威胁人体健康的有毒、有害物质；优质则是指绿色食品不仅应有合格、美观的外包装，更应该含有高质量的内在品质；营养是要求绿色食品应含有尽量多的人体所必需的各种营养素，也就是要求其营养价值要高。

绿色食品的标志及其含义

为了与普通食品区别开，绿色食品由统一的标志来标识，绿色食品的

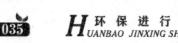

环保进行时丛书 HUANBAO JINXING SHI CONGSHU

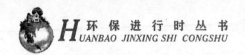
时尚生活中的环保饮食

标志是中国绿色食品发展中心在国家工商行政管理局商标局注册的质量证明商标，它包括4种形式：绿色食品标志图形、中文"绿色食品"、英文"GREEN FOOD"以及中英文与图形组合。

绿色食品标志图形由3部分构成，即上方的太阳，下方的叶片和中心的蓓蕾，象征着自然生态；颜色为绿色，象征着生命、农业、环保；图形为正圆形，意为保护、安全。整个图形寓意明媚阳光下的和谐生机，告诉人们绿色食品是出自纯净、良好生态环境的安全、无污染食品，能给人们带来蓬勃的生命力。同时，绿色食品标志还提醒人们要保护环境和防止污染，通过改善人与环境的关系，创造人与自然的和谐共存。

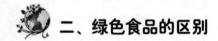

二、绿色食品的区别

绿色食品标志图案的识别

图形、文字和使用标志的产品编号，组成整体的绿色食品标志图案。该图案应严格按规范设计，出现在产品包装（标签）的醒目位置，通常置于最上方，和整个包装（标签）保持一定的比例关系，不得透叠其他色彩图形。产品编号应以该产品获得的标志许可使用证书为准，其后附"经中国绿色食品发展中心许可使用绿色食品标志"的说明，并须与标志图形出现在同一视野。

识别绿色食品标志图案可以通过其"四位一体"的表现形式，即：图形商标、中文文字商标、英文文字商标和绿色食品标

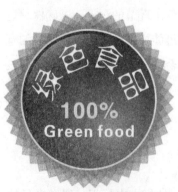

绿色食品标志图案

志许可使用编号来识别，这些图案应同时使用在一个产品包装上。

绿色食品标志许可使用编号

绿色食品标志图案下方的字母和阿拉伯数字（即编号）是绿色食品标志的许可使用编号，其形式及代码含义如下：

LB-	××	××	××	××	××××	A(AA)
绿标	产品类别	认证年份	认证月份	省份（国别）	产品序号	产品级别

最前面的"LB"为"绿色标志"的汉语拼音缩写，接下来由12位阿拉伯数字组成，以编号LB-02-0706051298A为例，最前面的两位数字"02"是按食品类别的分类编号，"02"代表小麦粉，接下来的四位数字"0706"是该产品经中国绿色食品发展中心认定的年份和月份，"05"代表省份内蒙古，"1298"是该产品被认定时的序号，最后一位"A"则指该绿色食品为"A"级，如果是"AA"级绿色食品则标注为"AA"。

绿色食品商标与一般商标的区别

绿色食品标志商标是中国绿色食品发展中心1996年11月7日在国家工商行政管理总局商标局注册的我国第一例质量证明商标。与其他商标一样，绿色食品标志具有商标所有的通性、专用性、限定性和保护地域性，受法律保护。但它又具有3条一般商品商标所不具备的特定含义：

(1)有一套特定的标准——绿色食品标准体系；

(2)有专门的质量保证机构和除工商行政管理机构之外的标志管理机构。

(3)标志商标注册人在产品上只有该标志商标的转让权和授予权，无使用权。

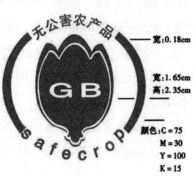

绿色食品商标

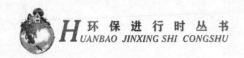
时尚生活中的环保饮食

凡具有绿色食品生产条件的单位和个人，出于自愿申请使用绿色食品标志者，均可成为绿色食品标志使用权的申请人。

绿色食品标志使用权的期限

绿色食品标志使用权不是终身制，它的有效期为3年，3年期满后可申请续报，通过认证审核后，方可继续使用绿色食品标志。

(1)对绿色食品生产企业3年认证期满，已经完成认证续报并取得新的认证产品编号的绿色食品产品，经向中心标志管理处书面申请并获得书面同意后，过期包装物允许延期使用期限为6个月。6个月后仍有1日包装库存，为节约资源同时对消费者负责，生产企业必须经标志管理处批准，在旧包装上加贴新的防伪标签方可继续使用。

(2)对绿色食品生产企业3年认证期满，已经放弃认证续报的产品，不允许使用过期包装物。

绿色食品必须具备的四个条件

(1)绿色食品必须出自优良生态环境，即产地要经过监测，其土壤、大气和水质等须符合《绿色食品——产地环境技术条件》的要求。

(2)绿色食品的生产过程必须严格执行绿色食品生产技术标准，即生产过程中的投入品（农药、肥料、兽药、饲料、食品添加剂等）符合绿色食品相关生产资料使用准则规定，生产操作符合绿色食品生产技术规程要求。

(3)绿色食品必须经绿色食品定点监测机构检验，其感官指标、理化指标（如重金属、农药残留、兽药残留等）和微生物学指标符合绿色食品产品标准。

(4)绿色食品产品包装必须符合《绿色食品——包装通用准则》的要求，并按相关规定在包装上使用绿色食品标志。

绿色食品的特征

(1)强调产品出自最佳生态环境。绿色食品生产从原料产地的生态环境入手，通过对原料产地及其周围的生态环境因素的严格监测，判定其是否具备生产绿色食品的基础条件。

(2)对产品实行全程质量监控。绿色食品生产实施"从土地到餐桌"全程质量控制。通过产前环节的环境监测和原料检测，产中环节具体生产、加工操作规程的落实，以及产后环节产品质量、卫生指标、包装、保

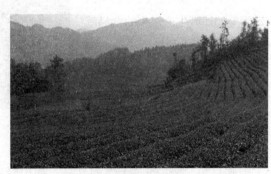
农产品生产也要低碳

鲜、运输、贮藏及销售控制，确保绿色食品的整体产品质量，并提高整个生产过程的标准化水平和技术含量。

(3)对产品依法实行标志管理。绿色食品标志是一个质量证明商标，属知识产权范畴，受《中华人民共和国商标法》保护，并按照《中华人民共和国商标法》、《集体商标、证明商标注册和管理办法》和《农业部绿色食品标志管理办法》开展监督管理工作。

人们对绿色食品认识的误区

误区1：绿色食品就是绿颜色的。绿色食品中的"绿色"是对无污染食品的一种形象化的表述，并非绿颜色，绿色食品涉及粮油类、果蔬类、畜禽蛋奶类、水产类、酒类和其他一些食品。

误区2：绿色食品不含有害物质。绿色食品中的无污染只是相对的，所含物质是否有害也是相对的，因某种物质只有达到一定的量才会有害，只要有害物质含量不超过规定标准就可能成为绿色食品。

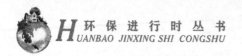
时尚生活中的环保饮食

误区3：无污染食品都是绿色食品。无污染只是绿色食品的特征之一，除此之外，其生产条件还要符合环境保护的要求。

误区4：偏远、没受人类活动污染的地区生产出来的食品就一定是绿色无污染食品。有时偏远地区的大气、土壤或河流中可能含有天然的有害物质，还需对其产地条件进行检测，才能确定其是否为绿色食品。

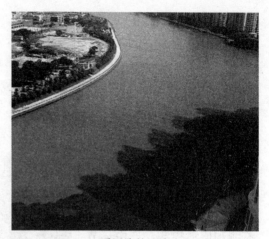

受污染的河流

误区5：野生的、天然的食品，如山野菜、野果一定是绿色无公害食品。殊不知有些野菜、野果等天然食物本身就含有害物质（如亚硝酸盐、生物碱等），或者它们的生长环境可能会含有过量的污染物，所以，是不是绿色食品还要经过专门机构的认证。

三、纯天然食品和绿色食品的区别

"绿色食品"与"纯天然食品"是两个相距甚远的概念。对"绿色食品"国家制定了严格的生产技术标准、生产操作规程和产品检测标准。因此，不管是自然界天然生长的，还是人工培育或合成的食品，只有其中有害成分的含量不超过绿色食品规定的标准，才可称为"绿色食品"。

而天然物质并非营养丰富的代名词，特别是有相当一部分还有强烈的毒副作用。如我国很多种森林蘑菇、日本的蕨菜毒性都不小；棉籽油中含有的棉酚以及部分红海藻则有致癌作用。另外，不少植物在长期的进化中，为了抵御细菌、病虫害的侵袭，其机体会合成各种有毒的化学物质。可见，"纯天然"的不一定就是最佳的。

严格说来，天然物质都是不"纯"的。即使是野生的植物，在生长过程中也必然"吸"入被现代文明污染了的大气和水，从而失去"纯洁"。因此，日常饮食中没必要刻意追求纯天然。

绿色食品的两个等级

我国绿色食品实行分级管理，即分为A级和AA级两种：

A级绿色食品是指生产产地环境符合中国农业部《绿色食品——产地环境技术条件》NY/T391-2000的要求，生产过程中严格按照绿色食品生产资料使用准则和生产操作规程要求，限量使用限定的化学合成生产资料，产品质量符合绿色食品产品标准，经专门机构认定，许可使用A级绿色食品标志的产品。

AA级绿色食品是指生产产地环境符合中国农业部《绿色食品——产地环境技术条件》NY/T391-2000的要求，生产过程中不使用化学合成的肥料、农药、兽药、饲料添加剂、食品添加剂和其他有害于环境和身体健康的物质，按有机生产方式生产，产品质量符合绿色食品产品标准，经专门机构认定，许可使用AA级绿色食品标志的产品。

基本理念、目标宗旨和发展模式

发展和生产绿色食品采用下述理念、宗旨和模式：
基本理念：提高食品质量安全水平，增进消费者健康。
目标宗旨：保护农业生态环境，促进可持续发展。
发展模式：以技术标准为基础，质量认证为形式，商标管理为手段。

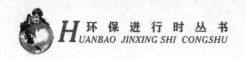
 四、绿色食品产品标准

时尚生活中的环保饮食

绿色食品标准

绿色食品标准是应用科学技术原理，结合绿色食品生产实践，借鉴国内外相关标准所制定的，在绿色食品生产中必须遵守，绿色食品质量认证时必须依据的技术性文件。

绿色食品标准属于由农业部发布的推荐性行业标准，它是绿色食品生产者的生产技术规范，也是绿色食品认证的基础和质量保证的前提。

绿色食品标准体系的构成

绿色食品标准体系主要由6部分构成：

(1)绿色食品产地环境质量标准即《绿色食品产地环境技术条件》(NY/T391-2000)；

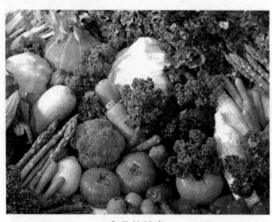

食品的储存

(2)绿色食品生产技术标准包括绿色食品生产资料使用准则和绿色食品生产操作规程两部分；

(3)绿色食品产品标准主要包括初级农产品标准和加工产品标准两部分；

(4)绿色食品包装、标签标准包括《绿色食品包装通用准则》(NY／T658-2002)和《食品标签通用标准》(GB7718),以及《中国绿色食品商标标志设计使用规范手册》;

(5)绿色食品贮存、运输标准:主要是对绿色食品贮运的条件、方法、时间做出规定;

(6)绿色食品其他相关标准:主要有《绿色食品推荐肥料标准》、《绿色食品推荐农药标准》、《绿色食品推荐食品添加剂标准》和《绿色食品生产基地认定标准》等。

绿色食品标准体系的特点

(1)融入了可持续发展理念和技术:从发展经济与保护生态环境相结合的角度规范生产者的经济行为。在保证产品产量前提下,最大限度地通过促进生物循环,合理配置资源,减少经济行为对生态环境的不良影响,提高食品质量,维护和改善人类生存和发展的环境。

(2)内容系统性、制定科学性、指标严格性:一套全面、完整的标准体系是由国内权威技术机构的上百位专家,经过上千次试验、检测,并查阅了国内外现行标准而制定的,该标准从产品的感观性状、理化性状、生物性状都严于或等同于现行的国家标准。

(3)"从土地到餐桌"实行全过程质量控制:生产全过程监控,产前、产中、产后3个环节严格把关。产前环节:环境监测和原料检测;产中环节:具体生产、加工操作规程的落实;产后环节:产品质量、卫生指标、包装、保鲜、运输、贮藏、销售控制。

(4)是与国际市场接轨的通行证:绿色食品标准的制定,充分考虑到国际上对农产品及食品质量,尤其是有机食品质量的技术法规要求,使标准尽可能符合各国的技术要求,以减少或消除开展绿色食品国际贸易时可能受到的技术法规限制。

环保进行时丛书
HUANBAO JINXING SHI CONGSHU

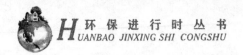
时尚生活中的环保饮食

绿色食品生产的技术标准

(1)绿色食品生产资料使用准则：规定了准用、禁用和限制使用的生产资料。包括：

《绿色食品——食品添加剂使用准则》(NY/T392-2000)

《绿色食品——农药使用准则》(NY/T393-2000)

《绿色食品——肥料使用准则》(NY/T394-2000)

《绿色食品——饲料和饲料添加剂使用准则》(NY/T471-2000)

《绿色食品——兽药使用准则》(NY/T472-2001)

《绿色食品——动物卫生准则》(NY/T473-2001)

《绿色食品——水产养殖用药使用准则》(NY/T755-2003)

(2)绿色食品生产操作规程：指导绿色食品生产活动、规范绿色食品生产技术。包括：

《农作物种植生产操作规程》

《畜禽饲养生产操作规程》

《水产养殖生产操作规程》

《食品加工生产操作规程》

产地环境质量监测的评价因子

绿色食品产地环境质量监测的主要对象包括大气、土壤和水等3个部分，主要选择那些毒性大、作物易积累的物质作为评价因子，具体为：

(1)大气评价因子：二氧化硫、氮氧化物、总悬浮微粒、氟化物。

(2)水评价因子：汞、镉、铅、砷、铬、溶解氧、pH值、有机氯、

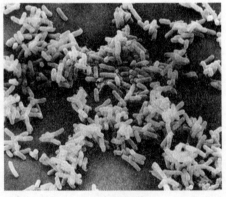

大肠杆菌

氟化物、氰化物、细菌、大肠杆菌。

(3)土壤评价因子：土壤肥力指标、重金属及类重金属、汞、镉、铅、砷、铬、有机污染物、六六六（六氯环己烷）、DDT（1-三氯乙烷）。

绿色食品的产地环境质量标准

绿色食品的产地环境质量标准是由中国农业大学资源与环境学院起草和制定的，其内容主要包括：

(1)空气环境质量要求：规定了空气中主要污染物的浓度限值；

(2)产地水质质量要求：主要规定了农田灌溉、渔业养殖、畜禽养殖用水的各项污染物的浓度限值；

(3)土壤环境质量要求：主要规定了土壤中重金属等污染物的含量限值，并制定了绿色食品产地土壤肥力分级标准。

绿色食品的产品标准

绿色食品最终产品必须符合相应的产品标准，这些标准是依据绿色食品卫生标准并参照国家、行业的相关标准及国际标准制定的，通常高于或等同于现行标准，有些还增加了检测项目。绿色食品卫生标准一般分为3部分：农药残留、有害金属和细菌等。

选购绿色食品的"五看"

一看级标：我国将绿色食品定为A级和AA级两个标准。A级允许限量使用限定的化学合成物质，而AA级则禁止使用。A级和AA级同属绿色食品，除了有两个级别标志外的，其他均为冒牌货。

二看标志：绿色食品的标志和标袋上印有"经中国绿色食品发展中心许可使用绿色食品标志"字样。

三看标志上标准字体的颜色：A级绿色食品的标志与标准字体为白色，

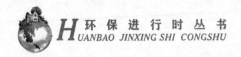
时尚生活中的环保饮食

底色为绿色，防伪标签底色也是绿色，标志编号以单数结尾；AA级绿色食品使用的绿色标志与标准字体为绿色，底色为白色，防伪标签底色为蓝色，标志编号的结尾是双数。

四看防伪标志：绿色食品都有防伪标志，在荧光下能显现该产品的标准文号和绿色食品发展中心负责人的签名。

五看标签：除上述绿色食品标志外，绿色食品的标签符合国家食品标签通用标准，如食品名称、厂名、批号、生产日期和保质期等。检验绿色食品标志是否有效，除了看标志自身是否在有效期，还可以进入绿色食品网查询标志的真伪。

五、乳品选择方法

巴氏杀菌奶和超高温灭菌奶

巴氏杀菌奶，是以新鲜牛奶为原料，经过离心净乳，在低于牛奶沸点(100.55℃)的温度对牛奶进行加热杀菌。一般以塑料袋、玻璃瓶或新鲜盒包装。巴氏杀菌奶需要冷藏保存，保质期在1～7天左右。

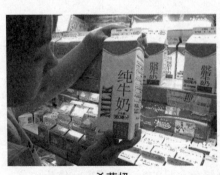

杀菌奶

超高温灭菌是通过瞬间（一般3～4秒）升高灭菌温度(135℃～140℃)来达到理想的灭菌效果。这种灭菌方式能杀死牛奶中绝大部分细菌，同时避免了对牛奶营养成分造成破坏。一般以利乐包包装。超高温灭菌奶可以常温保存，保质期可以达6个月，特别方便运输和贮存。

鉴别奶粉的方法

(1)看颜色：正常奶粉白色略带淡黄，全部呈一色为好；颜色很深或呈焦黄色、灰白色为差。

(2)闻味：正常奶粉有清淡的乳香气。

(3)手捏：手捏塑料袋内奶粉，正常奶粉松散柔软，发出轻微的吱吱声。如有发黏、发硬的手感，证明奶粉受潮吸湿产生了硬块。结块不严重时，一捏就碎，质量变化不大，可食用；结块较大，不易捏碎的不宜食用。

(4)摇动：对铁桶包装和玻璃瓶装的奶粉，可轻轻摇动，如发出沙沙声，声音清晰，证明奶粉质量好；反之，由于包装不好或贮藏不当而造成吸湿结块，说明质量下降。

(5)冲调：在玻璃杯中放1勺奶粉，先用少量开水调和，再加水调匀，静止5分钟，水、奶粉溶在一起，没有沉淀，说明质量正常；如有细粒沉淀，表面有悬浮物或小疙瘩，不溶解于水，说明质量稍有变化；如奶和水分离，奶水不能相混，说明质量不好，不能食用。

此外，选购时注意包装完整，不透气，不漏粉。包装上注有品名、厂名、生产日期、批号和保存期限。

牛奶与乳饮料的区别

乳饮料是以鲜乳或乳制品为原料，加入水、糖液和酸味剂等调制而成的，在营养成分上与纯牛奶相比，是有一定差异的。

从配料表上可以看出，这种牛奶饮品的配料除了鲜牛奶以外，一般还有水、甜味剂和果味剂等。按照国家要求的标准，含乳饮料里牛奶的含量不得低

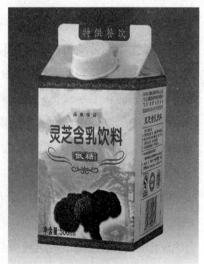

乳饮料

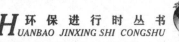

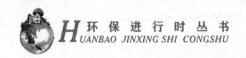

于30%，也就是说水的含量不得高于70%。因为含乳饮料是经过发酵和非发酵两种方式制造而成的，所以其营养参数与纯牛奶是存在差异的。

液体乳，也就是平常所指的牛奶，有消毒乳、灭菌乳、花色乳之分，但乳饮料则不能归于液体乳。对消费者而言，液体乳和乳饮料的最大区别是营养成分不同。

值得一提的是，有些含乳饮料的包装上，往往用大号字写着"活性奶"、"鲜牛奶"等模糊名称，仔细看时，才会发现旁边还有一行小字"含乳饮料"，而个别产品连这个也没有，只在配料表上多了一项"水"，消费者需要仔细分辨清楚。

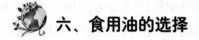

六、食用油的选择

人们认识植物油的误区

误区1：橄榄油最贵，所以营养价值也最高。因为橄榄油提炼起来比较困难，其生产的劳动价值高，所以价格也就高了。当然，橄榄油可以软化血管，对心脑血管疾病能起到一定的防治作用，还可以降低糖尿病人的血糖含量，预防癌症和老年失忆症等。橄榄油还能促进上皮组织的生长，可用于烧伤、烫伤的创面保护，而且不留瘢痕。橄榄油的维生素含量是最高的，它所含的Ω−3脂肪酸也是不可替代的。尽管如此，也不能光吃橄榄油，因为每一种植物油都有自己的独特之处，因此，最好的选择是各种油换着吃。其他的植物油如葵花油、大豆油和玉米油也是佼佼者。它们含有丰富的不饱和脂肪酸，可以增强身体的免疫力，改善皮肤状况，加速胃溃疡的痊愈，降低血压和胆固醇，是大脑正常运转所必需的原料。

误区2：精炼才是植物油质量的保证。提炼（包括精炼和脱臭）过程可以去掉植物难闻的气味，还能去掉由于保存不当而进入种子中的有毒物质。但是在去除这些杂质的同时，许多对身体有益的物质也随之失去了。

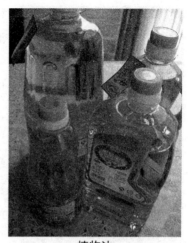

植物油

误区3：永远告别动物油。人们认为吃动物油易引发冠心病、肥胖症等，因而青睐植物油，其实这很片面。动物油（鱼油除外）含饱和脂肪酸，易导致动脉硬化，但它又含有对心血管有益的多烯酸、脂蛋白等，可起到改善颅内动脉营养与结构、抗高血压和预防脑卒中的作用。猪油等作为脂质还具有造成饱腹感、保护皮肤、维持体温以及保护和固定脏器等功能。

正确的吃法是植物油、动物油搭配或交替食用，其比例是10∶7。植物油含不饱和脂肪酸，对防止动脉硬化有利。所以用动物油1份、植物油2份制成混合油食用，可以取长补短。

误区4：标有不含胆固醇字样的油才是好油。不含胆固醇这个标记只不过是一个广告用语而已。在植物油里原则上是不可能没有胆固醇的，在生物化学中，胆固醇及其衍生物质是构成一切机体结构的基本成分。在精炼植物油的过程中，胆固醇不可能从油脂中被去掉。但是，在植物油中，胆固醇的含量与猪油和黄油相比，其数值还是很低的，动物油的胆固醇含量大概是植物油的10～25倍。但即使是这样，也不能说植物油中根本就不含胆固醇。

压榨油和浸出油的分辨

(1)加工方法的不同。压榨油是油料籽仁经过破碎、轧胚、蒸炒、压榨，将油料中含的油脂挤压出来的产品，属于一种物理的制油方法；浸出油则是油料籽仁经过破碎、轧胚、蒸炒，使用食用级溶剂（正己烷）将油

时尚生活中的环保饮食

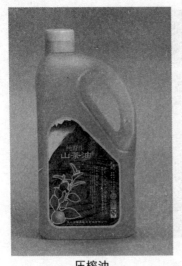
压榨油

料中的油脂抽提出来，它属于化学萃取的制油方法。

(2)压榨法主要用于要求保留油的特有风味的油料（如香味花生油、芝麻油等）加工，出油较低，饼中残油较高；浸出法主要用于低含油原料（如大豆、米糠等）和非风味油的制取，出油率高，饼中残油率低，处理量大，自动化程度高，故为当今国内外制油普遍采用的先进方法。

(3)压榨法或浸出法制取的油脂统称为毛油，作为食用的成品油还必须进行精炼。要求保留特有风味和一定色泽的压榨油，一般经过过滤、水化脱胶、碱炼脱酸、水洗除皂和真空脱水，颜色超过规定标准的还要使用活性白土脱色。浸出法制取的油脂除经过上述工序外，还要经过真空脱臭，除去油中固有的气味和残留的挥发性物质。有的油脂（如米糠油、葵花籽油）还要增加脱蜡工序，作为色拉油，还要增加冬化脱脂工序。

食用油的质量标准

关于食用油的质量，国家制定了一系列指标，称为国家标准。

成品油脂按达标程序分为4个等级（四级为最低级），各级油都有相应的标准，一般都包含了色泽、气味、透明度、含皂量、不溶性杂质、酸值、过氧化值和溶剂残留量等项目。其中"酸值"、"过氧化值"和"溶剂残留量"为强制性指标。

按照国家标准检测，凡是达到规定指标的，就是可以食用的油脂。各级压榨油，溶剂残留量不得检出，三级油和四级油溶剂残留量规定每千克不超过50毫克。

第三章

选对饮品，喝出健康

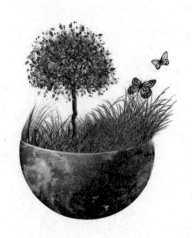

一、绿色健康五大饮料

除了凉开水外，联合国认可的健康饮料有如下五大类。

（一）绿茶

茶叶含有的茶多酚对人体健康具有重要作用，是茶叶中的主要生物活性成分。其他还有咖啡因、氨基酸、维生素、芳香物质以及矿物质等，这些成分对人体都是有益的。茶是中国权威营养学家特别推荐的十大健康饮料之一。饮茶对人体有如下好处：①绿茶中的咖啡因有兴奋作用，可使人精力充沛、思维活跃、消除疲劳；②儿茶素和维生素C、维生素E活络降压，并防止动脉硬化；③儿茶素有凝固蛋白质而杀菌消炎的功能；④茶多酚能降低血脂，防止血栓形成，缓解或延缓动脉粥样硬化和高血压，保护心、脑血管正常功能；⑤茶碱能帮助溶解脂肪，有消食解腻之功；⑥茶多酚是一种天然抗氧化剂，已有研究证明绿茶、红茶、花茶、乌龙茶等均有抑癌作用，饮茶对预防皮肤癌、肺癌、胰腺癌、肝癌等恶性肿瘤也有效，每天喝4杯绿茶，癌细胞即使分裂也要推迟9年；⑦茶叶中各种成分的协同作用能保护内脏器官；⑧绿茶所含的氟，可以坚固牙齿，消除牙菌斑，防治龋

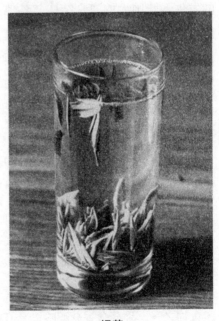

绿茶

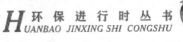

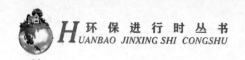
齿；⑨茶与茶提取物均能提高人体内超氧化物歧化酶的活力，延缓体内脂褐素形成，增强细胞功能，达到延年益寿的目的；⑩绿茶还有利于加快体内放射性物质的排泄。

但是茶多酚可与铁形成不溶性的复合物，因此在服用补铁制剂时不宜饮茶。氢氧化铝、阿托品、阿司匹林等药也不宜用茶水送服。

（二）红葡萄酒

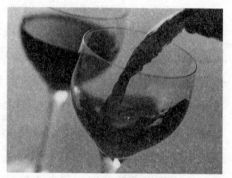

红葡萄酒是低度酒，适合很多人饮用，具有很好的营养价值和保健作用。红葡萄酒含有丰富的单宁酸和抗氧化剂，能促进血液的流通和减少血管壁沉积物，所以适量饮用红葡萄酒有助于防止心血管疾病的发生，法国人的膳食结构与其他欧美人的大致相同，但是患心脏病

红葡萄酒

的比例很低，原因在于法国人每天都喝红葡萄酒；红葡萄酒所含的白藜芦醇物质能抑制癌细胞的形成与发展，具有预防癌症的作用，女性适量饮用红葡萄酒，可预防乳腺癌的发生；红葡萄酒还可以使由各种原因引起的疾病死亡率降低30%。

建议每天喝葡萄酒不要超过100毫升，适量饮用则有益，过饮则有害。如果不能喝酒，用葡萄连皮一起榨汁喝，也是一种很不错的选择。

（三）蘑菇汤

蘑菇汤味道鲜美而营养丰富，含优质蛋白、多种维生素与矿物质，还具有各种保健作用。黑木耳、蘑菇类是中国权威营养学家特别推荐的十大健康食物之一。香菇含香菇嘌呤，具有降血脂、降血糖的作用，是高血脂、高

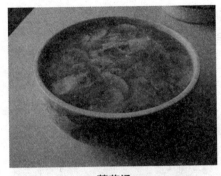

蘑菇汤

血压、糖尿病患者的良好保健食品；香菇含香菇多糖等，有明显的抑制肿瘤作用，对肺癌、乳腺癌、子宫癌及消化道癌均有较好的疗效；蘑菇含蘑菇核糖核酸，有抑制病毒的作用，对病毒性感冒、肝炎、白细胞减少等也有明显疗效；蘑菇富含亚油酸，能降低血中胆固醇含量，改善心脑血管功能及微循环，预防动脉血管硬化和肝硬化；蘑菇还含有丰富的赖氨酸，能提高人体抵抗力，增加血红蛋白，并能增进智力。

只是野生蘑菇要注意是否有毒，如误食而中毒，可急用绿豆和水研浓汁服用以缓解其毒性，并立即送医院急救。

（四）豆浆

豆浆营养价值很高，含有优质蛋白质、不饱和脂肪酸以及多种微量元素、B族维生素。豆浆中富含高密度脂蛋白，使低密度脂蛋白——胆固醇下降，降低血清总胆固醇，有防治高血脂、动脉粥样硬化、高血压、冠心病的作用；豆浆含有5种抗癌物质，可预防乳腺癌、直肠癌、结肠癌等；含有植物雌激素，可调节更年期妇女体内激素水平，防止骨骼中钙的流失，缓解更年期综合征、骨质疏松症；豆浆中的钙、磷等矿物质丰富，也有益于防治骨质疏松症；豆浆所

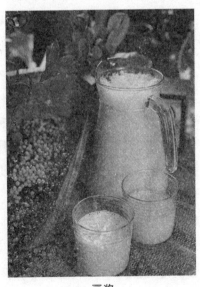

豆浆

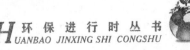

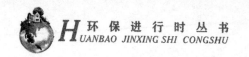

含的钾，对心血管健康有益。豆浆类豆制品也是中国权威营养学家特别推荐的十大健康食物之一。但是，男性仍不宜长期、大量饮用。

（五）酸奶

酸奶是新鲜牛奶经过乳酸菌发酵制成的，它不仅酸甜可口，营养丰富，而且利于消化吸收。酸奶富含蛋白质、钙以及多种维生素，而且热能低，其中约30%的乳糖被分解，故对于乳糖不耐受症者也比较适合。更重要的是，酸奶中含有的乳酸菌

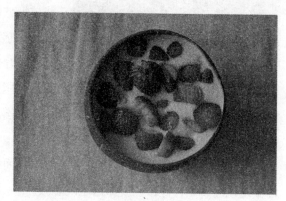

自制的草莓酸奶

有很好的保健作用。它是中国权威营养学家特别推荐的十大健康食物之一。

酸奶能增强体质，增强防病能力，调节肠功能和免疫系统；能治疗神经性厌食症；能减少患结肠癌和乳腺癌的危险；还可以帮助人体排泄有毒物质。酸奶能改善结肠免疫功能，每天喝一瓶酸奶还可预防肠感染。

当然，喝酸奶也要讲科学。第一，不宜饥饿时饮用。饥饿时胃中的pH值大都在2以下，而乳酸菌在这种环境下难以存活，会减弱酸奶的保健作用。第二，乳酸菌不耐高温，所以，酸奶不宜加热饮用。第三，喝酸奶前后应避免服用抗生素，因为氯霉素、红霉素、磺胺类药物会杀死乳酸菌。第四，酸奶易被污染，应将酸奶放在冰箱中妥善保存。

另外，鲜榨的各种果汁和蔬菜汁也是值得推荐的饮料。如橙汁含有丰富的维生素，还可以增强血管韧性，患有动脉血管粥样硬化、高血压、肝脏疾病的人多饮橙汁对缓解病情很有好处；番茄汁对血液循环有益；葡萄汁适

合心脏病患者；梨汁可以改善消化功能和肠功能；苹果汁可推荐给吸烟者；樱桃汁里含有铁和叶酸，可以加固血管壁；西瓜汁可以排除体内过剩的胆固醇，同时也是心血管系统疾病和肾病患者浮肿时很好的利尿食品。

　　不过，果汁和蔬菜汁最好在饭前30分钟内榨好喝完。这样维生素和微量元素都没有损失，也更利于身体吸收。

 ## 二、软饮料的六大危害

　　稍有常识的人都知道，软饮料多喝有害无益。到底为什么无益？多数人会说出防腐剂、色素等，非常正确，但不是全部。下面让我们历数软饮料潜在的六大危害。

危害一：防腐剂苯甲酸钠+维生素C＝可致癌物苯

　　2006年初，英国食品标准局网站发布信息称，软饮料中含有的防腐剂苯甲酸钠与维生素C发生化学反应后，可能产生致癌物质苯。转换一下，就是下面这个等式：

　　防腐剂苯甲酸钠+维生素C＝可致癌物苯

　　软饮料中"苯污染"的问题早在1991年就被提及。当时美国食品和药物管理局曾在其内部备忘录中称，"如果软饮料中同时含有维生素C和苯甲酸钠，那么两者可能相互作用并生成苯。"但当时这一结果在美国并未对外公开。一方面是因为当时软饮料各厂家答应改进配方，另一方面则是认为只有长期接触苯，才会对人体产生危害。

　　同样是在1991年，法国也发现了这个问题，当时法国"巴黎水"饮料因苯含量惹祸上身，不得不在全球范围内召回上亿瓶其旗下的饮料。此事浮

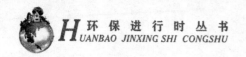
时尚生活中的环保饮食

出水面后，英国不少民间组织要求政府管理部门公布含苯的饮料名单，至今未有结果。

到了2006年，旧账重翻。美国纽约的一个独立实验室又重新调查软饮料中的"苯污染"问题，并把相关结果交给了美国食品和药物管理局。当时美国食品和药物管理局对《饮料日报》透露，不少软饮料中苯的含量超过了饮用水中规定的苯含量标准。之后，英国食品标准局也开始展开调查，检测结果显示，软饮料苯含量为8ppb（浓度单位，1ppb即十亿分之一），是英国饮用水苯含量标准的8倍（目前，欧盟对饮用水苯含量的标准为1ppb。美国和世界卫生组织的标准分别为5ppb和10ppb）。

消息一出，软饮料行业纷纷辟谣，他们强调，如此微量的苯不会对消费者健康造成危害。相比之下，人们从空气中吸取的苯含量可能更高一些。

还有一些软饮料制造者说："我们正在寻找降低的途径；如果可以找到合适替代产品，或许我们可以不再使用（苯甲酸钠）这种防腐剂。""我们知道它如何合成，也知道如何把这种合成降至最低。"

不过，这些话姑且听之吧，试想，这个问题在20世纪90年代初曾一度引发社会关注，最后不了了之。这一次是否能解决？解决需要多长时间？都是未知数。再说，现在维生素C已经是软饮料中非常常见的添加剂，打造"健康产品"或"营养产品"形象都离不开它，而新型防腐剂一时半会儿也未必能研制出来，如此一来，解决软饮料苯中毒的问题又可能是遥遥无期的事。

危害二：微生物超标

微生物指标是涉及人身安全的重要指标之一。微生物指标严重超标的产品，消费者食用后，会引起腹泻等肠道疾病。饮料的微生物超标主要是因为生产场地和生产过程中的卫生状况不达标造成的。特别是冷饮，更容易出现卫生问题。不仅一些假冒伪劣饮料是这样，一些管理不善的知名品牌也可能存在卫生问题。例如，某国际知名品牌供应深圳的冰激凌蛋糕，被曝是由某小区一套三居室的无卫生许可证的小作坊生产的，且一个作坊供应着深圳全部5家品牌经营店的货源。可见，产品的质量不完全与企业的规模成正比，而在于企业管理是否规范、严格。

危害三：添加剂含量超标

按照国家相关标准，在饮料产品中应不得检出甜蜜素、柠檬黄、日落素等添加剂。但是，一些企业为降低成本，增加食品的色泽，依然违规使用甜味剂代替白砂糖，造成甜蜜素和糖精钠超标。甜蜜素是甜味剂的一种，相比于白糖，甜蜜素的价格要便宜近10倍，但甜度却是白糖的40～50倍。很显然，使用甜蜜素可以为生产商节约大量成本，这也是驱使不法商人违规的原动力。过量使用甜味剂虽然增加了口感，但因为其不易代谢，会对人体产生危害。而过量的柠檬黄、日落素等着色剂以及防腐剂对人体的肝脏功能有极大的危害。

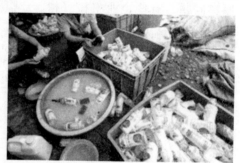

假冒饮料生产现场

危害四：主要成分不达标

主要成分不达标的产品无疑是不合格产品，轻则欺骗了消费者的感情和口袋里的钱，重则有害消费者健康。例如有些果汁饮料中没有果汁，只有水和食品添加剂，消费者花了果汁的钱却喝着廉价且有害的色素水。具体说来，各种饮料成分不达标的表现形式如下：

1.含乳饮料蛋白质含量不合格。蛋白质是衡量乳饮料和植物蛋白饮料营养指标的重要项目，造成蛋白质含量不合格的原因可能是生产过程中加入

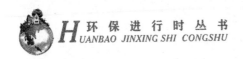
时尚生活中的环保饮食

鲜乳或乳粉量不足，或者原料鲜乳或乳粉本身就不合格。

2.碳酸饮料中二氧化碳气容量不合格。足够的二氧化碳气容量能使饮料保持一定的酸度，具有一定的杀菌和抑菌作用，并可通过蒸发带走热量起到降温作用。二氧化碳气容量达不到标准要求，就不能称之为碳酸饮料。

3.个别果汁饮料中果汁含量不足甚至不含果汁。果汁饮料是由水、果汁和食品添加剂调制、果汁含量不低于10%的产品，否则就只能称为果味饮料。导致果汁含量不达标的原因主要有三个方面，一是原料问题，有些企业将橙（柑、橘）皮一起榨入，致使果汁含量降低；二是生产过程把关不严，稀释过多；三是灌装时未搅拌均匀。

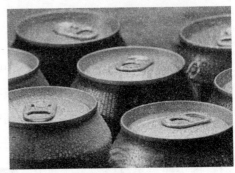

碳酸饮料

4.茶饮料中茶多酚、咖啡因不符合标准。个别茶饮料在配料方面偷工减料。

危害五：商品标签不规范

这个问题在正规企业中也非常普遍，主要表现在：1.未标明产品属性和类型；2.仅在大包装上标示生产日期，而在最小销售包装上未标示生产日期；3.在产品中使用了食品添加剂、甜味剂而未在标签中明示。企业之所以这么做，要么是生产企业经营者主观上不重视，要么是怕被消费者知道后不购买，要么是基于企业的自身利益，有意隐瞒产品的真实信息，引导消费者。

危害六：假饮料

假饮料主要是销售者与造假者合谋而成的。一些摊点将假冒的知名品牌的饮料，如假"鲜橙多"、假"冰红茶"等与真正的品牌饮料放在一起出售，由于假饮料的包装、文字、图案和色彩等与正品饮料极为相似，消费者根本辨别不出真伪。大多数假冒饮料生产厂家都是没有任何生产设备的手工作坊。整个饮料的加工过程，从灌装、压盖到贴标签、装箱，均未经过任何消毒工序，仅仅是简单地将香精与色素、水和甜味素勾兑而已。

三、自制低碳健康饮料

21世纪的时尚生活是绿色的生活，日益膨胀的罐装饮料浪费了大量的能源和资源，不仅对环保无益，也不符合绿色生活的要求，但人们确实离不开饮料，在这种情况下，自制饮料当然赢得了人们的青睐。

毫无疑问，自制饮料确实是既方便又实惠，最重要的是可以减少各种各样的罐装饮料的包装消费。并非所有的自制饮料都对健康有利，有些餐馆的自制饮料的添加剂过多，反而对身体有害，因此追求绿色生活的人士青睐的是家庭自制的健康饮料。家庭自制的健康饮料不仅可以减少罐装饮料的包装垃圾，同时也有利于自身的健康。鲜果汁、鲜蔬菜汁能清除体内堆积的毒素和废物。鲜果汁或鲜蔬菜汁进入人体后，会使血液呈碱性，把积存在细胞中的毒素溶解，使废物排出体外。

下面几种家庭自制健康饮料可供参考。

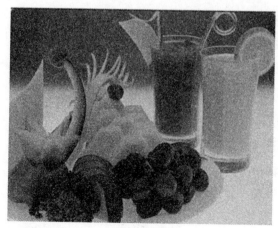

自制果汁

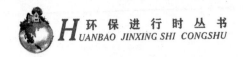

时尚生活中的环保饮食

1.补充能量饮料：西红柿+胡萝卜+蛋黄奶昔

这种饮料能让人恢复体力，因为由维生素A、维生素D、维生素E组成的混合物和许多矿物质能迅速补充人体消耗掉的能量。

原料：400克去皮西红柿，200克胡萝卜，1个蛋黄，奶油，胡椒粉，盐。

制作方法：将所有原料放入搅拌器中压榨成汁，倒入玻璃杯，然后再加适量调料搅拌均匀，即可饮用。

2.洁体饮料：菠萝+酸菜混合饮料

这种饮料含有有利于健康的乳酸菌，能起到通便、促进代谢的作用，每天喝一杯能清洁体内垃圾。

原料：半个菠萝，两个橙子，200毫升酸菜汁，少许柠檬汁。

制作方法：将菠萝切成块，榨取菠萝汁，然后与酸菜汁和柠檬汁一起放入搅拌器中拌匀。根据个人口味，如果觉得有点酸可加少量蜂蜜。

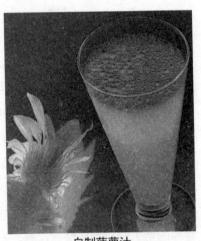

自制菠萝汁

3.杀病毒饮料：芹菜+胡萝卜奶昔

这种饮料能保护人体不受细菌和病毒的侵袭。它含有丰富的胡萝卜素和维生素C，能使人头脑清醒，并能保持活力。

原料：6根胡萝卜，半棵芹菜，4个橙子，3勺奶油，少量盐和胡椒粉。

制作方法：胡萝卜和芹菜去皮后切成小块，把橙子压榨成汁。然后把所有东西连同奶油统统倒入搅拌器中搅匀，用盐和胡椒粉来调味。

4.矿物饮料：黄瓜+酸奶饮料

这种饮料含有多种维生素和丰富的矿物质，能使皮肤和头发变得漂亮、柔顺。

原料：半根色拉黄瓜，2个橙子，200毫升酸奶，200毫升矿泉水，2勺麦芽。

制作方法：黄瓜去皮，切成小块，将橙子压榨成汁。然后把橙汁与黄瓜块加入搅拌器，并倒入酸奶、矿泉水和麦芽。搅拌均匀即可饮用。

5.苗条型饮料：香蕉+豆腐奶昔

豆腐热量少，易饱，是理想的减肥辅助食品，一杯饮料能代替一顿饱餐。

原料：2根香蕉，75克豆腐，250毫升矿泉水，1杯捣碎的冰块，2匙蜂蜜。

制作方法：把豆腐切成块，并将其与香蕉、矿泉水和冰块一起倒入搅拌器，制成后加入蜂蜜。

6.润肤养颜性饮料：木瓜鲜奶汁

现代医学证明：木瓜含番木瓜碱、木瓜蛋白酶、凝乳酶、胡萝卜素等，并富含17种以上氨基酸及多种营养元素。其中所含的齐墩果成分是一种具有护肝降酶、抗炎抑菌、降低血脂等功效的化合物。木瓜具有阻止人体致癌物质——亚硝胺合成的本领。常食木瓜具有平肝和胃，舒筋活络，软化血管，抗菌消炎，抗衰养颜，抗癌防癌，增强体质之保健功效。木瓜鲜奶汁则可以起到润肤养颜的作用。

原料：木瓜360克，鲜牛奶两杯，白砂糖适量，碎冰块适量。

制作方法：选取熟透的木瓜，去皮、去核，切成大块状，备用。将木瓜块、鲜牛奶、白砂糖及适量碎冰一齐放入榨汁机中，打碎成浓汁，即可饮用。

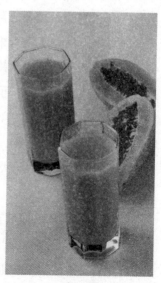

木瓜汁

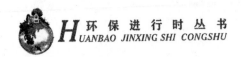
时尚生活中的环保饮食

自己动手，做自己喜欢的果汁，既鲜美可口，又节约开支，也没有瓶罐包装等对环境产生的污染。让我们加入自制饮料的行列，共享绿色生活。

四、白开水是最好的饮料

到了夏天各种饮料广告充斥电视屏幕，漂亮的包装让人眼花缭乱，而且饮料喝起来口感特别好，很多人把它们当作日常水饮用。殊不知，如果过量饮用这些饮料也会有一定的健康隐患。另有一些饮品，虽对健康有益，但也要注意喝法。

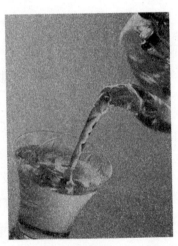

白开水

要想喝出健康，喝什么固然重要，而怎么喝，喝多少更要讲科学。

可乐当水喝，潜在危险多。运动流汗，买一瓶可乐解渴；走进餐馆，点一罐可乐佐餐；看电视，从冰箱里拿罐可乐补水。如果这些是你习以为常的事，可得当心，因为喝可乐过量有害无益。可乐是碳酸饮料，青少年骨骼正在发育，服用酸性物质过多会使身体缺乏钙质，从而影响发育，而可乐含的色素、香料、焦糖等添加剂对人体健康也十分不利。以可乐为代表的碳酸饮料给人舒适和兴奋的感觉，但喝习惯后，人们就会产生一定的依赖性。

甜果汁好喝，添加剂有害。果汁类饮料营养比较丰富，有的饮料中还有少量果肉沉淀，能够适当补充维生素，被很多人认为是健康自然的饮料，但果汁里含有果酸，果酸摄入过多，对胃肠可能有影响；再者，果汁饮料在制作过程中或多或少都有食品添加剂，长期食用会影响发育，同时，饮料中的添加剂会降低食欲，影响正常的营养吸收。像橙汁等含糖饮料口感虽好，但也不宜多喝，每天摄入量应控制在1杯左右，最多不要超过200毫升。糖尿病人和比较肥胖的人，最好不要喝。

饮咖啡提神，咖啡因惹祸。考试前或作业做得晚了，有的同学喜欢冲一杯咖啡喝，提高兴奋度。然而，青少年学习时靠咖啡提神并不可取。医学研究证明，多动症与过量的咖啡因有关，会导致精神烦躁、注意力不集中等。另外，常饮咖啡，容易发生不明原因的腹痛，长期过量摄入咖啡因则会导致慢性胃炎。同时，咖啡因属于毒品，饮用过量也可能成瘾，甚至会引起中毒。

当然，并不是说这些饮料都不能喝了，关键是要注意有一定的限制，不要过量饮用。

其实，不起眼的白开水是最适合青少年健康发育的饮料。研究表明，温开水能提高脏器中乳酸脱氢酶的活性，有利于较快降低累积于肌肉中的"疲劳素"——乳酸，从而消除疲劳，焕发精神。水对人体的生理功能主要有四个方面：人体组织和细胞的养分及代谢物在体内运转，都需要水作载体；水可以调节体温，使人体温度不会波动太大；水是人体组织之间摩擦的润滑剂；水有极强的溶解性，多种无机和有机物都易溶于水中，体内代谢废物在水的作用下易清除到体外。

所以，专家强调，我们的饮料首选是白开水。

水烧开后，装在有盖子的容器里，让其自然冷却到室温，凉开水中的氯气减少了1/2，理化特性均有所改变，而近似于机体细胞的水，很容易渗透细胞膜而被人体吸收利用。这是任何饮料所不能及的。这种凉开水不但对人有益，对动、植物也有活性。科学家用凉开水浸泡甜菜种子，竟增产35%，且大大提高了含糖量。浸白菜、黄瓜种子，能提早2～3天发芽，且增产20%。而喝凉开水的白鼠比喝生水的白鼠的血红蛋白高20%。因此日本人

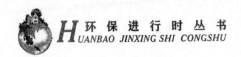
时尚生活中的环保饮食

甚至推崇凉开水为"复活神水",而且创造出以喝凉开水为中心的"水疗法"。这种神奇疗法的创始人认为,"水疗法"对绝大多数疾病都适用。因为水不但本身是营养素之一,而且在体内能帮助吸收养料,排泄废物和有毒物质,维持体温等。人生病时,多有发热,多喝凉开水可降温,稀释因生病而产生的毒素,有利于通过出汗、小便将毒素排出体外;还可刺激血红蛋白的生成,并有镇静作用,又可提高器官工作的效率。

感冒是病毒引起的,至今仍无特效药,治疗感冒的主要手段就是休息与饮水;尿路的"保健药"也首推水,水一是可防治尿路感染,二是防治尿路结石,三是预防尿路癌症再发;足量饮水还可减轻哮喘症状;饮水还可减肥,饮水可抑制食欲,可减少食量而无饥饿感,确是最理想又无痛苦的减肥方法。

专家们建议生水烧开后最好在3分钟内熄火并灌入热水瓶,这样既能杀灭水中大部分病菌,又不会使水中亚硝酸盐含量过高。而以下几种开水则不能喝:一是老化水,也就是长时间储存的温开水,未成年人常饮这种水会使细胞新陈代谢明显减慢,影响身体发育,中老年人则会加速衰老。老化水中可致癌的亚硝酸盐等有毒物质也会随着时间增加;二是千滚水,这种水因烧煮时间过久,水中不挥发性物质,如钙、镁以及重金属和亚硝酸盐含量很高,对身体不利;三是蒸饭、蒸肉后的"下脚水",同样含有大量钙、镁以及重金属和亚硝酸盐等;四是重新煮开的水,因为水烧了又烧,水分多次蒸发,会使水中的亚硝酸盐浓度升高。

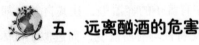 **五、远离酗酒的危害**

酗酒已成为严重的社会问题

曾经成功驾车飞越长城、黄河、布达拉宫的香港演员柯受良,2003年12月9日在上海猝然逝世,警方初步断定死因是饮酒过量引发哮喘所致。

中国是世界上最早酿酒的国家之一，酒已成为中国饮食文化乃至中国文化的重要组成部分。自古以来，不论是外交，还是私人应酬交际，总会以酒助兴，表示友好、亲睦。然而，50岁的"小黑哥"柯受良过早逝世这一事实，再一次残酷地告诫我们，饮酒要有节制，长期、过量饮酒和酗酒不仅会伤害身体健康，甚至会危及生命，酒后开车还经常造成交通事故夺去他人的性命。

我国是酒类消费大国，1998年，我国各类酒的产量近3000万吨，其中白酒800多万吨，啤酒2000多万吨，葡萄酒40多万吨。1997年有一本杂志就曾惊呼：我国酒类每年产量相当于两个西湖。

世界卫生组织根据人们摄入的酒精数量来衡量酒的消耗量，发现2000年平均每一个中国人消耗了约5千克纯酒精，与1978年相比，猛增了320%。实际的消耗量很可能还要高出约1/3，因为世界卫生组织的数字并没有包括农村地区小酒厂生产的酒。

正如内布拉斯加大学健康教育学教授伊恩·纽曼所指出的："我确信，中国正在出现严重的饮酒过量问题，其人均酒消耗量正在以世界上最快的速度增长。"据不完全统计，我国13亿人口中大约有3.2亿酒民，1987年因纵酒死于心血管病者达57万人；1991年北京市16个区县15000户居民的酒依赖患病率达到1.43%；据上海环境经济研究所灾害预防研究室的一项科研报告披露，近7年间，因大量长期饮烈性白酒造成酒精中毒的患者上升28.5倍，死亡人数上升30.6倍。据统计，酗酒的人平均寿命比一般人少10～15岁。另据世界卫生组织统计，全世界每年因酗酒死亡人数达180万人之多，至少有60种疾病与酒精有直接联系。

酗酒不只危害健康，如同吸烟一样，

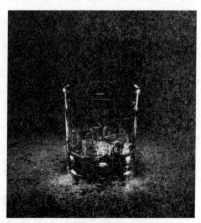

请勿酗酒

第三章 选对饮品，喝出健康

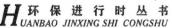

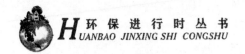
时尚生活中的环保饮食

酗酒也危害社会安全，是严重的社会问题，酗酒是离婚率、自杀率上升的原因之一，据统计显示，酗酒的人自杀率比一般人高6倍；有许多凶杀案、暴力事件也与酗酒有关；因为酒精会破坏肌肉的协调、神经反应迟缓、注意力不集中，所以酒后开车很容易发生意外事故。不适当饮酒带来的危害确实相当严重。

不适当饮酒严重损害健康

因为饮酒后会使人体血循环加快，血管扩张，高血压患者往往会出现脑出血和中风，其结果意识丧失，精神错乱。而对患有冠心病的患者而言，不适当的饮酒也可导致心绞痛和心肌梗死的发作，如处理不及时可使患者丧失生命。

酗酒能毒害肝脏，损害肝功能。因为摄入的酒精主要依赖肝脏进行氧化分解，过量饮酒可加重肝脏负担，使肝细胞受损变性，最终导致肝硬化，医学上称之为"酒精肝"。长期酗酒者还影响脂肪代谢，可引起脂肪肝。酒精可使肝细胞变性、坏死、纤维组织增生而致肝硬化。现在，肝硬化已成为25～64岁男子死亡的五大原因之一，而这主要是由于人们大量饮酒所造成的。嗜酒如命的人，到了老年会造成肝功能衰退或肝脏萎缩。

酗酒可引起消化系统各种疾病，如慢性胃炎、胃溃疡、十二指肠溃疡、急慢性胰腺炎、食管静脉曲张、食管出血等。

过量饮酒与一些癌症的发生有密切的关系，是仅次于吸烟的第二位癌症高发因素。现代医学研究表明，过量饮酒者比非过量饮酒者口腔、咽喉部癌肿的发生率高出2倍以上，甲状腺癌发生率增加30%～150%，皮肤癌发生率增加20%～70%，妇女发生乳癌的几率增加20%～60%。在食管癌患者中，过量饮酒者占60%，而不饮酒者仅占2%。乙型肝炎患者本来发生肝癌的危险性就较大，如果饮酒则肝癌发生率将大大增加。

对哮喘患者来说，不论饮酒的量多少以及酒的度数高低，都可能诱发哮喘发作，其概率高达56.7%。柯受良的死因就在于此。

医学研究表明，慢性酒精中毒对神经精神系统损伤比肝脏严重，临床表现为适应环境能力差、情绪恶劣、行为冲动或逃避、生理功能（睡眠、食欲和性欲）障碍、记忆减退或性格改变等。

此外，长期过量地饮用啤酒和白酒，是导致骨质疏松症原因之一，还可引起急性和慢性的骨骼肌病，出现四肢近端无力和萎缩等症状。美国的一项研究认为吸烟者和经常酗酒的人，容易罹患眼部黄斑病变而导致眼盲。只要吸烟，或是每天喝4杯以上的酒，那么在10年之内，罹患眼部黄斑病变的机会比不吸烟喝酒的人高出6倍。

饮酒要适量

根据目前对酒精的研究，有关限制酒精的意见还不统一。国外有很多医学研究报告均提出适当饮酒可使动脉血管扩张、血压下降，有利于患轻微高血压及血液循环不良的患者，而适量饮红葡萄酒更能提升有益的高密度脂蛋白及降低有害的低密度脂蛋白，故有利于防止心脏病发作。我国传统的酿造酒，如绍兴酒、糯米酒以及药酒也是自古流传的滋养补品。

但必须注意的是正如前文所述，饮酒过量会伤害身体。然而，到底饮多少酒才算适量？2003年12月，华盛顿的国际酒政策中心对不同国家确定的标准饮酒量是，英国人每天为8克酒精，美国人14克，但日本人可以饮19.75克。一般而言，每日每千克体重0.5~1.0克酒精为正常饮酒量，以70千克体重的男人而言，每天可喝相当于一两瓶啤酒的酒精量。

其次是要选择酒类，了解酒精浓度。最好喝果酒、啤酒或低度白酒，尽量选择酒精浓度较低的饮品，或用冰或水混合酒类。此外，啤酒也不宜多喝，否则容易引起肥胖。患关节炎、痛风、哮喘的人也不宜喝啤酒。一般啤酒大约含有5%酒精，红、白葡萄酒为10%~15%，威士忌为30%~40%。根据自己体重和酒类酒精浓度大致计算可喝多少酒，并为自己定一个极限。

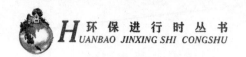

时尚生活中的环保饮食

最后要注意饮酒方法，忌空腹饮酒，可先吃点饭或菜，如瘦肉、豆腐等；边进食边饮酒有助于减慢酒精的吸收；进餐时第一杯饮品应选择不含酒精的饮料；饮酒宜浅尝，切勿大口地喝；每饮一杯酒之后喝一杯非酒精饮品；切勿斗酒，更不要硬劝他人多饮酒。酒后多吃水果，或者多喝温开水有助于解酒，可喝淡茶，但不宜喝浓茶，浓茶会刺激大脑神经，加重酒精对大脑的损害。

每星期最少有两天不饮酒，日本称这两天为"休肝日"。每次过量饮酒后，至少在48小时内不要再饮酒。

古人"借酒消愁"不可学，只有正确对待白酒，才能喝出健康来。作为学生，由于身体发育还不健全，所以建议一定不要饮用白酒。

六、饮用啤酒要适量

喝啤酒也一定要适量，啤酒以麦芽、大米、酒花、啤酒酵母和酿造水为原料，它的主要特点是酒精含量低，含有较为丰富的糖类、维生素、氨基酸、钾、钙、镁等营养成分，适量饮用，对身体健康有一定的好处。

啤酒具有较高的水含量，可以解渴；同时，啤酒中的有机酸具有清新、提神的作用。一方面可减少过度兴奋和紧张情绪，并能促进肌肉松弛；另一方面，能刺激神经，促进消化；除此之外，啤酒中低含量的钠、酒精、核酸能增加大脑血液的供给，扩张冠状动脉，并通过提供的血液对肾脏的刺激而加快人体的代谢活动。而且，啤酒还有"防病"功能，据美国加州医疗中心的试验表明：适度饮啤酒的人比禁酒者和酒狂可减少患心脏病、溃疡病的几率，而且可防止得高血压和其他疾病。

但是过量就会致病。因为啤酒的酒精含量虽然不高，但一旦过量，酒精绝对量增加，就会加重肝脏的负担并直接损害肝脏组织，增加肾脏的负担，心肌功能也会减弱。长此以往可致心力衰竭、心律紊乱等。研究证实，过量饮用啤酒，不但起不到预防高血压和心脏病的效果，相反还促进了动脉血管硬化、心脏病和脂肪肝等病的发生、发展。大量饮用啤酒，使胃黏膜受损，造成胃炎和消化性溃疡，出现上腹不适、食欲不振、腹胀、嗳气和反酸等症状。许多人夏天喜欢喝冰镇啤酒，导致胃肠道温度下降，毛细血管收缩，使消化功能下降。由于啤酒营养丰富、产热量大，所含营养成分大部分能被人体吸收，长期大量饮用会造成体内脂肪堆积，导致大腹便便，形成"啤酒肚"。有关资料还表明，萎缩性胃炎、泌尿系统结石等患者大量饮用啤酒会导致旧病复发或加重病情。这是因为酿造啤酒的大麦芽汁中含有钙、草酸、乌核苷酸和嘌呤核苷酸等，它们相互作用，能使人体中的尿酸量增加一倍多，不但促进胆肾结石形成，而且可诱发痛风症。

适量饮啤酒虽然可以防病，但物极必反，如果饮用过量，会降低人体反应能力。澳大利亚专家调查发现，每天饮5升以上啤酒的人最容易患直肠癌。以下几类人群不宜饮啤酒：消化道疾病患者，比如患有胃炎、胃溃疡、结肠炎的病人；肝脏病患者，有急慢性肝病的人，其肝脏功能不健全，就不能及时发挥其解毒等功能，容易发生酒精中毒，而且酒精会直接损伤肝细胞；心脑血管疾病患者和孕妇也不宜喝啤酒。有些人对酒精过敏，一喝啤酒就会出现过敏性皮疹，这类人慎喝。此外，婴幼儿、老年人、体弱者和一些虚寒病人也不宜饮用啤酒。

健康的饮用啤酒的方法如下。啤酒也像其他食物一样，饮用过量或不当时，不但起不到营养机体的作用，相反还会对机体造成损伤。怎样健康饮用啤酒呢？专家

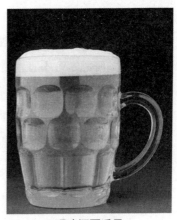

喝啤酒要适量

 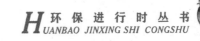

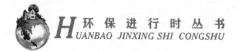
时
尚
生
活
中
的
环
保
饮
食

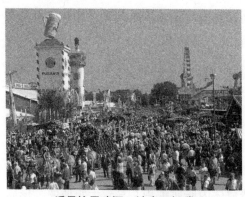

适量饮用啤酒，健康又低碳

认为，首先要适量。成人每次饮用量不宜超过300毫升（不足一听量），一天不超过500毫升（一啤酒瓶量），每次饮用100~200毫升更为适宜。其次是温度一定要合适。饮用啤酒最适宜的温度在12℃~15℃，此时酒香和泡沫都处于最佳状态，饮用时爽口感最为明显。有人喜欢喝冰镇啤酒，但专家认为，冰镇啤酒能清暑解渴并没有什么科学依据，冰镇啤酒不仅影响了啤酒的色与味，而且营养也受到了损失。此外，炎热的夏天，一次喝7~8瓶冰镇啤酒会使胃黏膜温度骤降，容易引起胃痛和消化不良，甚至诱发感冒。而且，饮入冰镇啤酒后，胃肠体积膨胀，导致胃壁扩张，招至溃疡病的疼痛发作甚至引起急性胃穿孔，从而引发腹膜炎。

最后还应注意，啤酒不宜与腌熏食品共食，喝啤酒最好就些清淡菜肴及水果，花生米是最好的下酒菜。

饮啤酒九不宜：1.饮用啤酒不宜过量；2.消化系统患者不宜饮用啤酒；3.不宜以啤酒送服药品；4.不宜同时吃腌熏食品；5.不宜与烈性酒同饮；6.大汗之后不宜饮用啤酒；7.不宜用热水瓶贮存散装啤酒；8.不宜饮用超期久存的啤酒；9.不宜饮用冷冻啤酒。

啤酒虽好，喝多了不但有害健康，而且浪费能源，增加碳排放。所以更要改变过度饮用啤酒的习惯，提倡适量饮用。在夏季的3个月里平均每月少喝1瓶啤酒，1人1年可节能约0.23千克标准煤，相应减排二氧化碳0.6千克，如果1000万人都这样做，每年可节能约0.23万吨标准煤，减排二氧化碳0.6万吨。所以适量饮用啤酒，健康又低碳！

第四章

崇尚低碳饮食，畅享简约生活

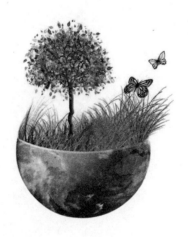

一、倡导简约生活

简约生活不仅是低碳城市建设的要求，也是建设和谐社会、实现可持续发展的必然，应该成为市民的自觉行动。

简约生活就是简单实用、勤俭节约的生活方式，是一种健康文明的生活习惯，映衬一种高尚的人格和精神追求，是一种高品位生活。

个人的发展、家庭的幸福、国家的繁荣、社会的进步都离不开勤俭节约、艰苦奋斗。时代再发展，条件再优越，倡俭戒奢的要求不能变，倡俭戒奢的道理也不会变。

一个人重视简约，就更有计划、有目的、有条理地去实现自己的追求。简约可以同积极进取、自信乐观的精神紧密相连。而挥霍浪费也常常与颓废、消沉等不良情绪分不开。

可能有人认为，简约是因为经济不发达、物质不丰富不得已而为之的行为。这种看法是不全面的。我们清楚，中国资源的人均占有水平远远低于世界平均水平。中国经济社会的发展与资源、环境之间的矛盾凸显。中国要持续发展，就必须勤俭节约、艰苦奋斗。

简约，是对国家、民族和家庭负责的表现。奢侈浪费、挥霍无度是败家败国的重要原因。古今中外，一个国家、一个民族、一个企业、一个家庭，往往成由勤俭、败由奢侈。

当今，有少数人以奢华为时尚，以浪费为炫耀，不知简约为何物。什么顶级消费、帝王享受、豪门宴饮等负面宣传，诱惑这些意志薄弱者，为了所谓的身份而奢侈无度。

有些人不是根据自身的实际需要及自身经济能力来进行消费，而是脱离自身承受能力和实际需求，盲目攀比，非理智地过度消费。盲目追求时

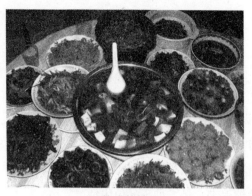

美味佳肴

尚，甚至不惜高额借债。

也有人根本不理会所购物品的价值需要。家中的衣裙鞋袜多得一辈子也穿不完，且多数可能只在购买时试穿过两三分钟。购物不是因为需要，仅是满足刷卡时的快感。以快买、快扔的抛弃型消费为时尚，蔑视节俭的美德。

消费是人类生存的基本条件之一，消费是发展的过程，是必不可少的。但是，地球资源是有限的，地球环境的容量也是有限的。因此，人类的无度消费是不可持续的。要勤俭节约，量力而行。

当今社会，由于经济收入不同、生活习惯不同、人生价值观不同、社会地位不同，人们的生活方式已经呈现出多样性。其中，有些人正在追求所谓的奢华生活方式。

中国不应该提倡奢华的生活方式。

首先，多数中国人的收入难以支持奢华生活方式。奢华生活方式往往追求高档消费。对于大多数人来说，要把奢华生活方式变为现实，还缺乏经济能力的支持。中国是一个发展中的国家。只有对国情有清醒认识，才能理性地看待贵族生活方式。

其次，中国的传统文化不支持贵族生活方式。奢华生活方式要在中国盛行，必须有中国传统文化的支撑。但中国传统文化有勤俭是美德的深厚基础，要从根本上改变这种思维方式，让奢华文化占据主流地位，是不合适的，也是不可能的。

奢华生活方式不等于幸福生活方式。大量事实表明，简单地在奢华生活和人生幸福之间画等号，是不符合事实的。此外，人们对幸福生活有着不同理解，简约生活方式可以给人更多的精神生活空间，也是幸福感觉的主要表征。

在中国，简约曾经是一种体现劳动艰辛、应对物质匮乏的生活观。简约也曾是一种渴望提高效益、追求兴业强国的生产观。今天，简约是一种时代的发展观。资源，一点一滴都浪费不起；简约，一时一刻都耽误不得。

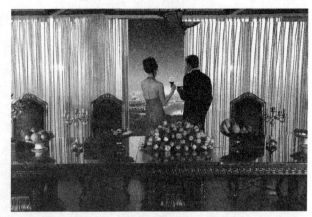

奢华生活

观念是行动的先导。建设低碳城市，就应该树立正确的理念，认识到简约不仅是一种行为方式，更是一种素质、一种责任、一种公德。

简约从我做起，从身边小事做起。每一个人少用一滴水、一滴油，乘上13亿，或68亿，就是一个天文数字，就是地球的一笔巨大财富。

简约，低碳城市的必由之路。

二、学会节约粮食

过去的时间中，有6年世界粮食产量低于消费量，粮食储备量不断减少。2008年的粮食开始收获的时候，世界粮食库存量仅够维持62天，几乎接近历史最低库存记录。因此，春夏粮食价格创下了最高价的纪录。

粮食需求增长速度超过粮食供应的情形越来越严重，由此引发的粮食

时尚生活中的环保饮食

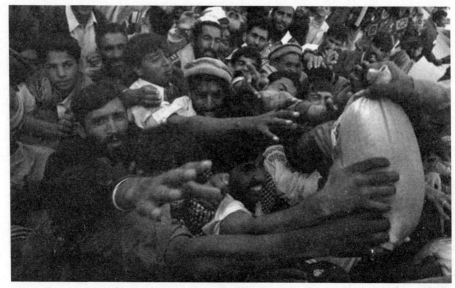

粮食危机

价格飞涨将严重威胁处于混乱边缘的国家的政府。饥饿的人们买不到或种不出所需的粮食，就开始走上街头进行游行。

当一个国家的政府不能保障个人安全和粮食安全，不能提供教育和卫生保健等基本社会服务时，这个国家政权就失败了。失败的国家政权常常失去对部分或全部领土的控制。当政府失去权力垄断时，法律和秩序就开始瓦解。超过某个临界点，这个国家就会变得非常危险，连粮食救援人员的人身安全都无法保证，救援工作也会被迫中止。比如在索马里和阿富汗，不断恶化的形势已经使粮食救援工作处于危险之中。

2007年和2008年世界粮食价格猛涨及其对粮食安全的威胁，性质与过去的粮食价格上涨截然不同，更加棘手。20世纪后半叶，粮食价格有过几次大涨。例如1972年，苏联提前预见该国粮食减产，悄悄囤积小麦。结果，其他地方的小麦价格增加了1倍以上，稻米和玉米价格也水涨船高。不过此次和其他几次粮食价格上涨，都是由特定事件驱动的，比如苏联干旱、印度季风季节灾害和高温造成的美国玉米减产等；而且这类价格上涨都是短暂的，通常在下一个收获季节，价格就会恢复到正常水平。

2007年开始的世界粮食价格上涨却是由趋势本身驱动的：趋势不逆转，价格就不可能下降。就粮食需求而言，这些趋势包括：全球人口每年持续增加7000万以上；越来越多的人希望把食物链升级到耗用大量粮食的畜产品；美国把大量粮食用于生产燃料乙醇。

与富裕程度提高有关的额外粮食需求，在各个国家之间存在较大差异。在印度等低收入国家，人们所需热量的60%由谷物提供，每人每天直接消耗谷物略多于0.5千克。在美国和加拿大等富裕国家，每人每天的谷物消费量几乎为印度的4倍，但90%的消费量为间接消费，即用谷物饲喂动物来生产肉、奶和蛋。

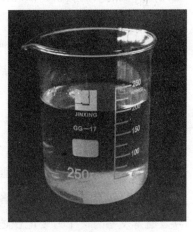

乙醇汽油

随着低收入国家消费者收入提高，未来谷物潜在消费量非常巨大。但是，这种潜在消费量与汽车燃料作物的无止境需求比起来，就是小巫见大巫了。2008年，美国谷物产量的1/4都将用于生产汽车燃料；按目前的消费水平，这些谷物足以养活1.25亿美国人或者5亿印度人。然而，即使将美国收获的谷物全部用于生产乙醇，最多也只能满足美国汽车燃料需求的18%。生产乙醇装满一个25加仑（约95升）的SUV汽车油箱，所需的谷物就足够一个人吃上一年。

粮食经济与能源经济的合并意味着，如果谷物的粮食价值低于燃料价值，市场就会把谷物用于能源经济。这种双重需求导致汽车和人对谷物供给的激烈竞争，并引发史无前例的政治和道德问题。美国打算利用谷物生产燃料来降低对外国石油的依赖程度，这是误入歧途的做法，也是正在制造前所未有的全球粮食危机。

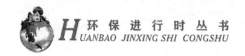

时尚生活中的环保饮食

三、适度点餐，剩餐打包

伴随着生活水平的提高，中国人在吃喝上的消费也大幅增加。据统计，2006年全国的餐饮消费突破1万亿元大关。其中，无度点餐造成的浪费极其巨大。据新华网报道，2006年济南市日产餐饮垃圾250吨，年产9万余吨。据一位星级酒店的经理介绍，该店除了餐饮加工过程中必然产生的垃圾外，其余七成餐饮垃圾是从餐桌上撤下的剩饭菜。在这些垃圾中，又有七成是完全可以消费的食物。由此估算，济南市一天浪费约120吨食物。

部分人在吃的问题上，有"爱面子"、"讲排场"的陈腐观念：吃饭时好像只有多点些，甚至浪费些才显得隆重、礼貌、大方，主人才更有面子。很多公款消费，更是点餐无度，有时所点的菜还没上齐，客人就已经吃完走人了。

其实，很多国家早已摒弃了那种铺张浪费的盛宴，避免浪费，"吃不了兜着走"观念更是深入人心。在新加坡、韩国等受儒家思想影响的东方国家里，对食物的节约意识非常强，新加坡的餐馆都为顾客准备可以在微波炉里使用的打包盒，即使与商务客户一起用餐也很自然地要求打包。当你呼朋唤友觥筹交错时，千万要记住适度点餐，剩餐打包！

打包餐桌上的剩菜是一种美德。吃不完的菜，可以让服务员帮助打包带回家，但哪些食物适合打包，打包回去又怎么食用，这些看似简单的问题实际暗藏着科学知识，处理不当可能会带来食品安全隐患。

贝壳类海鲜要杀菌。贝壳类海鲜食用时一定要重新烹饪，加热时还要用醋腌制10分钟左右来杀死可能潜伏其中的副溶血性弧菌。

蔬菜最好不要打包。因为长时间放置素菜，细菌就会大量繁殖，很多细菌都能产生硝酸还原酶，从而生成亚硝酸盐。亚硝酸盐本身具有一定的毒性，当它与食物中的氨基酸和低级胺类发生反应，就形成了具有致癌性的亚硝胺和亚硝酸铵类物质，从而增加了患胃癌的风险。所以，如果我们长期食用吃剩下的蔬菜，对健康是不利的。就和长期食用腌制食品患胃癌的几率比较高是一个道理。

淀粉类食品最好一次吃掉。淀粉类食品如年糕等食物最多保存4小时。淀粉类食品容易被葡萄球菌污染，这种细菌的毒素在高温加热下也不易分解。

打包的食物凉透后再放入冰箱。冰箱内部应该维持4℃左右，这样，冰箱里储藏的食物才能放得久。当您把热的东西放进冰箱里时，冰箱内温度就会升高，因此，就无法达到冷藏的条件，而且食物容易变质。所以，打包回家的食物要等凉透以后再放进冰箱。

打包食物食用前一定要回锅。冰箱中存放的食物取出后必须回锅。因为冰箱的温度只能抑制细菌的繁殖速度，却不能杀灭它们。如果食用前没有加热的话，食用之后就可能给胃肠道带来损害。

剩菜保存时间不能过于长久。剩菜的存放时间以不隔餐为宜，也就是说，中午剩的菜晚上吃，最好能在5～6个小时内吃掉。因为在一般情况下，通过100℃的高温加热，几分钟内是可以杀灭某些细菌、病毒和寄生虫的。但是，如果食物存放时间

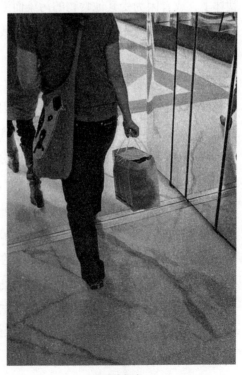

剩菜打包

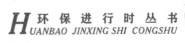

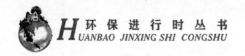
过长，食物中的细菌就会释放出毒素，加热也不一定能使其分解。

四、菜篮子的节约环保之道

管好你的菜篮子，管好自己那张嘴，把食物的价值发挥到最大，你也会发现，原来菜篮子里也有环保妙招。

第一，正确存储食物。

食品如何保存一直以来是每个家庭比较关心的事，也是比较头疼的问题。有些食品储存得当的话，能放很长时间，有些东西买回来还没来得及吃就坏了，或者因为受其他食物的污染而滋生细菌，吃完后造成身体不适，这些主要是由于存储不当造成的。那么，我们在存储食物时究竟应该注意哪些问题呢？

水果的保存：除去尘土及外皮污物，整理干净后用多孔塑胶袋套好，放在冰箱下层或阴凉处，趁新鲜食用，因储存愈久，营养素亦会损失愈多。水果大部分以生吃为主，去皮后应立即食用。

鱼肉类的保存：肉类洗净沥干水分，一两天内会食用的应入冰箱冷藏，非马上食用的则放在冰箱冷冻柜内，但不可储存太久。肉类冷冻前应视烹调所需，分别切丝、切块、剁碎，分装于塑胶袋内，再放冰箱内，因肉类煮前才解冻切割，不但费事且易影响品质。鱼类应除去鳞鳃内脏，冲洗干净，沥干水分，以清洁塑胶袋套好，放在冰箱冷冻层内，如果马上食用则应先放在冷藏柜即可。鱼、肉类应先洗再切，解冻应在冰箱中或用微波烤箱解冻，在室温中解冻易受细菌污染。解冻后的食品不要再冷冻储存。

蔬菜的保存：除去败叶、尘土及污物后，用多孔塑胶袋或纸袋套好，放在冰箱下层或阴凉处，趁新鲜食用。

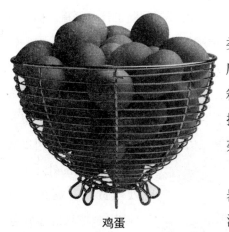

鸡蛋

豆、蛋、乳品类的保存：干豆类应存放在干燥、密封的容器内。豆腐、豆干类应用冷开水清洗后放入冰箱下层冷藏，并应尽快食用。蛋类，擦拭外壳污物，钝端向上放在冰箱蛋架上。鲜奶应放在5℃以下冰箱储存。

谷类的保存：放在密闭、干燥容器内置于荫凉处。勿存放太久或置于潮湿处，以免发霉产生毒素。

第二，量力而食，杜绝眼大胃小。

食物浪费是我们当今社会面临的一个严重问题，它对社会、资源、环境和人们的身心健康都会带来巨大危害，尤其对于我们这样一个人均资源紧缺的国家来说，浪费带来的问题更为严重。

据测算，每年我国浪费的食物总和大约可提供蛋白质800万吨、脂肪630万吨。这些浪费掉的食物大多是没有过保质期甚至是原封不动的，还有就是剩菜剩饭。其中90%的消费者并没有意识到自己每年究竟扔掉了多少食物。人们总是眼大胃小，买了很多，然后吃不了又扔掉。在造成食物浪费的同时也造成一定程度上金钱的浪费。而且巨大的食物浪费还增加了生活垃圾量，对生活环境造成了一定的危害。被丢弃食物带来的环境问题远大于购物袋，因为食物供应链要排放二氧化碳，而分解食物释放出的甲烷也属于温室气体。

第三，正确处理厨余垃圾。

厨余垃圾是家庭、宾馆、饭店及机关企事业等单位抛弃的剩余饭菜的通称，是人们生活消费过程中产生的一种固体废弃物。厨余垃圾相对其他垃圾来说具有含水率、有机物量、油脂及含盐量高，易腐败等特点。它的处理主要是填埋为主，因此会产生浪费土地、产生恶臭气体、渗滤液等问题。而

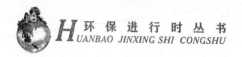

时尚生活中的环保饮食

随着我国厨余垃圾量的不断增长，随之带来的环境问题也日益严重。但只要我们每个人对厨余垃圾正确处理，就会消除垃圾处理中的很多问题，在一定程度上减轻这些垃圾带来的污染及二次污染。

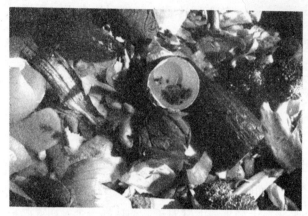

厨余垃圾

首先，可以对厨余垃圾进行分类收集并单独处理，这样可以减少垃圾最终的处理量和处理费用。据统计，1吨厨余垃圾经生物处理后可产生0.3吨的优质肥料。那么我们应该怎么分类处理呢？把厨房剩余垃圾按分类处理好，可回收利用的，不可回收利用的分类投递。不可回收的含有油脂、盐分的米饭、面食、过期食品等食物可以用来养猪使用，不含油脂、盐分的生蔬菜、水果、果皮、蔗渣、茶叶渣、树叶、果壳等可以用来堆肥，把这两类垃圾用塑料袋封号投递。尽量减少垃圾中的汤汁，这样减轻垃圾处理的压力。

其次，使用垃圾处理器。把可以利用的植物类的厨余垃圾经过处理，可以产生有机肥料，用来给花培土是很好的肥料。

总之，只要我们做一个有心人，不要随便乱扔垃圾，做好垃圾分类处理，尽量减少垃圾量，就能给我们的生存环境减轻一份负担。

第五章

学会低碳烹饪，打造低碳厨房

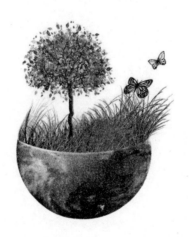

一、做饭时用些低碳妙招

做饭时要统筹安排

我们做饭时，通常有淘米、煮饭、择菜、洗菜、切菜、炒菜等步骤。如果我们能比较合理地统筹安排前后顺序，就能在最短的时间内做好饭，同时也能最大限度地节省气、煤、电、油。

一般情况下，煮饭的时间长些，可以先淘米煮粥，或者是焖米饭。然后，择菜、洗菜、切菜、配菜，并准备好一切调料。并根据食材和每道菜的特点安排出先后顺序。如果有凉菜，先做凉菜。炒菜要集中。炒得快的菜先炒。考虑到素菜放得时间长了影响口味儿，可以先炒荤菜，然后炒素菜。炒素菜也应分出先后次序，比如土豆瓜类菜可以先炒，然后炒青菜。

另外，放饭菜的餐具应提前洗净备好。

用火时，尽量减少灶具的开关次数，减少跑漏燃气，还可降低对空气的污染和对电子打火元件、灶具开关的磨损。

做饭结束后，要关好液化气开关，在关火时，要先关闭液化气的总阀门，这样才不会让气体白白跑掉。最后要检查水龙头是否关闭，电源是否切断。

做好充分准备再开火

洗菜时，为了省水省时，也可以将菜安排出先后次序。洗菜安排得好，其实也是节省气、煤、电。

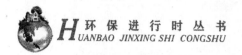
时尚生活中的环保饮食

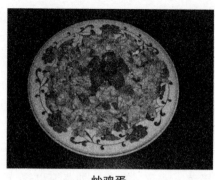

炒鸡蛋

切菜、配菜时，应考虑配菜的需要，决定先后顺序。并将切好的、配好的菜备放在餐具里，以便烹饪方便省时。

炒鸡蛋应先将蛋打好。炒肉应先将肉洗净、切好、腌好、拌好。需要煮、焯、蒸的配菜，也应事先煮、焯、蒸好。

烹调前，还应把各种需要的主辅料和调料准备好后再点火，以方便煮烧时紧凑衔接，可避免燃气空燃。

炒菜顺序巧安排

如果需要焯多种菜，能用同一锅水焯的就用同一锅水，能放一起焯的就放一起焯，不能放在一起焯的，应根据食材特点安排好顺序。另外要注意，焯菜不需要太多水，够用就行。既省时，又省水，还省气、煤、电。

需要蒸多道菜的话，能放在一起蒸的就放在一起蒸。可以放在一个大笼屉里一起蒸。

如果既需要焯菜，又需要蒸菜，可以先焯菜，然后用焯菜的水来蒸，不够的话再加凉水，可省时省气、煤、电。

如果既需要焯菜，又需要蒸菜，又需要炒菜，可以先焯后蒸，然后再炒。

如果有需要油炸的食品，先炸。然后用炸过的热油炒菜。

如果需要煮肉，可先煮肉，然后再炒菜。这样，可以用煮肉的高汤炒菜，做汤。

总之，只要用心，有经验的朋友一定能根据自己的需要想出更多的合理的安排顺序。

先泡后煮、蒸、焖，熟得快

煮饭前，应把淘洗好的大米、玉米粒糁、豆、花生、莲子等较硬的食材洗净浸泡，可以提前放在冰箱里浸泡，哪怕提前浸泡十分钟再煮、蒸、焖，就可大大缩短饭熟的时间。同时也节约气、煤、电。

提前浸泡10分钟，节电约10%，每户每年可因此省电4.5度，相应减少二氧化碳排放4.3千克。如果全国1.8亿户城镇家庭都这么做，那么每年可省电8亿度，减排二氧化碳78万吨。

炒菜时别忘盖锅盖

煮、蒸饭菜和炒菜时不要忘记在锅上加盖，锅盖可使热量保持在锅内，饭菜可以熟得更快，味道也更鲜美，如果锅盖盖不严实，就会跑味儿，影响菜肴的美味度，又怎能做出上等的佳肴？盖上锅盖还可减少水蒸气的散发，减少厨房和房间里结露的可能性。

例如，炒紫甘蓝最好盖锅盖，这样就能保持紫色。稍微加点醋，颜色会更红艳好看。用开水焯紫甘蓝时，会发现菜叶和水都会变成蓝色。因为紫甘蓝里天然的花青素在中性条件下是蓝紫色，而偏碱性时会变为蓝色。北方地区基本上都是碱性水，所以煮菜、焯菜之后，菜叶会从紫红色变成蓝紫色。如果烹调时盖着锅盖，就利于制造酸

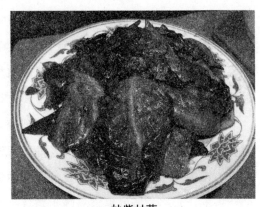

炒紫甘蓝

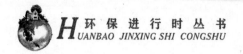
性条件，保持颜色。

不过，炒青菜时最好不要盖锅盖。盖上锅盖，菜熟得快，省时又省火，但火候不容易掌握，加热时间短则炒不熟，时间过长菜又太软烂，很难把握其脆嫩又断生的要求。另外，蔬菜中大多含有被称为有机酸的物质，蔬菜的品种不同，含有机酸的种类也不一样，常见的有机酸种类有草酸、乙酸、氨基酸等。这些酸有些对人体有益，有些则对人体有害，烹调时必须将有害的有机酸去除。用什么方法呢？其中之一就是在烹制蔬菜的时候敞开锅盖，并适当进行翻炒，这样有机酸便会很容易挥发出去。

煮粥时，最好用电磁炉，调至最小档，不会溢锅。如果用燃气，要调至小档；如果担心溢锅，可将锅盖错开一点儿。

如果是煮饺子，应开大火，水开后下饺子，边下边溜边儿推水，使刚下锅的饺子不粘锅。等饺子漂起来后，再盖上锅盖。水开后，调中火，用凉水浇每一个饺子，然后翻推，再盖锅盖。素馅饺子不用凉水浇，开锅后稍煮即可捞起。荤馅饺子按以上方法煮三次即可。俗话说"煮饺先煮皮，后煮馅"，"盖锅煮馅、敞锅煮皮"，这是很有道理的。我们知道水的沸点是100℃，若盖上锅盖，蒸汽排不出去，这样很容易把露出水面的饺子皮"蒸"破而馅还不熟，汤也不清。敞开锅煮，蒸汽会很快散失，水温只能达到近100℃，饺子随着滚水不停地搅动，均匀地传递着热量，等皮熟了，再盖锅煮馅，蒸汽和沸水很快将热量传递给馅。这样煮的饺子，皮不容易破，汤也清，饺子不粘。如煮的过程中怕饺子粘连，可在水中加点盐，或提前在面中加盐。翻推和用凉水浇皮可保证饺子皮不粘不破。

另外，煎中药时莫忘盖锅盖。经研究，绝大多数植物类中药，如木兰科、芸香科、菊科等植物都含挥发油。挥发油在医学上具有祛风、抗菌、消炎、镇痛等作用。但是，挥发油在水中的溶解度很小，绝大部分挥发油的比重都比水轻，所以很容易随水蒸气一起蒸发出来，如果煎中药不盖锅盖，中药内的有效成分便易随水蒸气"跑"出去，降低药物疗效。

总之，盖锅盖省时省气、煤、电，还能保留营养和有效成分，但也要根据烹饪的需要灵活应用。

蒸锅加热时水别太多

用蒸锅加热食物的时候，蒸锅里不用放太多水，只要保证食物加热完毕之后蒸锅里还能剩下半碗水即可。如果在蒸锅中放进太多的水，仅仅加热这些水就要用去很多时间，白白浪费了气、煤、电。

巧用多层蒸锅

用多层蒸锅做饭，同时蒸多种饭菜，可充分利用热量，达到节约燃气的目的。具体可根据需要蒸的食物做出不同的安排，如在低层熬汤，中层蒸饭，上层蒸排骨、蒸茄子、蒸蛋等。如果担心有的食物会影响其他食物的味道，可以单独处理。

煮绿豆汤的节能方法

熬绿豆汤等豆类汤时，可以将其先浸泡数小时，然后再放在电饭煲里熬至水开后，将其放在保温状态5分钟，再放到加热区，如此一两次，汤就做好了，用电饭煲要比放在燃气灶上熬汤节省1/4的费用成本。

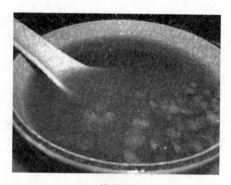

绿豆汤

炖海带省火的窍门

海带好吃，但如果做的方法不当，就会发硬不易熟烂。要想炖海带又

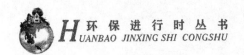
省火又省时，只需按以下提示去做即可：

第一，把干海带在清水中泡开。

第二，上锅蒸半个小时。

第三，取出后用碱面搓一遍。

第四，用清水泡两三个小时。

这样做出的海带无论炒、拌、烧汤都脆嫩可口。

油炸花生省火秘诀

将凉油和花生米同时放入锅内，冷锅起炸，不断搅拌，待油烧热后，关火，翻搅，然后用余热将花生米炸熟。这样做，花生米受热均匀，酥脆一致，外观好看，香味可口，容易掌握火候。如果使用热油下锅，就容易使花生米外煳内生。

注意：花生米炸的时间一定不能长，油热了即关火，花生米在锅油中会继续熟化，待一会儿取出花生米，正合适。另外，关火后仍要翻搅片刻，避免余热将花生下部烧煳。

油炸花生米刚出锅时，洒上少许酒，搅拌均匀，稍凉后再撒上少许食盐，这样，即使放上几天都会酥脆如初，不易回潮或糯软。

煮肉快速熟烂秘方

大块的肉应先切成小块再下锅，炖肉时加一小撮茶叶，约为泡一壶茶的量即可，用纱布包好同煮。用这种方法，肉炖得快，炖得烂，味道鲜美。

如何将老牛肉更快地炖烂

方法一：提前一天在老牛肉肉面上涂抹一层干芥末，第二天用凉水把肉冲洗干净再炖。经过这样处理的老牛肉，不但容易熟烂，而且肉质更嫩。

方法二：放点酒或醋。1千克牛肉放两三汤匙料酒或一两汤匙醋，肉就会更容易炖烂。

怎样炒牛肉省火又不韧

要想使炒出来的牛肉不韧，首先要注意刀工，切的时候必须顺纹切条，横纹切片，把牛肉的纤维组织破碎。其次要掌握适宜的火候，油温过高也会使牛肉失色和变韧。

炒猪肉片省时省火的窍门

第一，切肉有讲究：顺纹切条，横纹切片，把肉的组织切碎，这样肉就会熟得快一些，使得炒制的时间缩短。

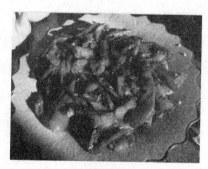

第二，先焯后炒：将切好的肉片放在漏勺里，在开水中晃动几下，待肉刚变色时就起水，沥去水分，最后再下炒锅，只需三四分钟就能熟，并且肉质鲜嫩可口。

炒猪肉片

怎样炖老母鸡省火

1.在杀鸡前给鸡灌入一汤匙食醋，用文火炖就会煮得烂熟。
2.用二三十克黄豆与老母鸡同炖，熟得快且味道鲜。
3.放三四枚山楂同炖，鸡肉也易烂。

先拧紧阀门再拧开关

用完燃气后要拧紧气瓶或者管道阀门，然后再关燃气炉开关，这样既

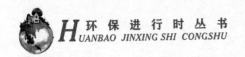
时尚生活中的环保饮食

可避免漏气的危险还可以减少浪费。用完气后，如果先关煤气炉，再去拧紧气瓶或者管道阀门的阀门，这时由于气压的存在，气还会往上跑，不仅浪费，还容易造成漏气，给人民带来安全隐患。

及时清洁灶具可省火

及时清洁灶具，不但能省火，使燃气能更充分地燃烧，还能节省时间。

灶具使用时间稍长后，有时出现火苗变小，火苗发红，灶头发黑。这是油污和积炭掉入燃烧器小孔或喷嘴里造成的，应及时清除油污积炭，使火苗保持正常的燃烧状态。

注意保持锅底清洁，特别是铁锅，用久了，锅底会积上一层黑色的脏物，这种东西既不雅观又会起到隔热隔火的作用，因此要经常把它刮掉。

烧水的铝锅铝壶，用久了会积上一层坚硬的水垢，这种东西既影响健康，又会起到隔热隔火的作用，因此要经常清除。

 二、有条件就用节能太阳灶

太阳灶是利用太阳能辐射，把低密度的、分散的太阳辐射能聚集起来，进行烧水、蒸、煮和烹饪的灶具。它不烧任何燃料，没有任何污染，正常使用时比蜂窝煤炉还要快，和煤气灶速度差不多。

太阳灶已经是较成熟的太阳能产品，人类利用太阳灶已有二百多年的历史，特别是近二三十年来，世界各国都先后研制生产了各种不同类型的太阳灶。

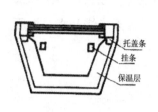

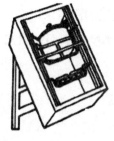

托盖条
挂条
保温层

箱式太阳灶

根据不同地区的自然条件和群众不同的生活习惯，太阳灶每年的实际使用时间在400至600小时，每台太阳灶每年可以节省秸秆500~800千克，经济效益和生态效益十分显著。

箱式太阳灶

根据黑色物体吸收太阳辐射较好的原理研制成了箱式太阳灶。它是一个箱子，朝阳面由一层或二层平板玻璃盖板安装在一个托盖条上构成，其目的是为了让太阳辐射尽可能多地进入箱内，并尽量减少向箱外环境的辐射和对流散热。里面放了一个挂条来挂放锅及食物。箱内层喷刷黑色涂料，以提高吸收太阳辐射的能力。箱的四周和底部采用隔热保温层。箱的外表面可用金属或非金属，主要是为了抗老化和形状美观。整个箱子包括盖板与灶体之间用橡胶或密封胶堵严缝隙。使用时，盖板朝阳，温度可以达到100℃以上，能够满足蒸、煮食物的要求。这种太阳灶结构极为简单，可以手工制作，且不需要跟踪装置，能够吸收太阳的直射和散射能量，故价格十分低。但由于箱内温度较低，不能满足所有的炊事要求，所以推广应用受到很大限制。

平板式太阳灶

利用平板集热器和箱式太阳灶的箱体结合起来研制成了平板式太阳灶。平板集热器可以应用全玻璃真空管，它们平均可以达到100℃以上，产生蒸汽或高温液体，将热量传入箱内进行烹调。普通平板集热器如果性

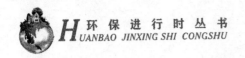
时尚生活中的环保饮食

能很好也可以应用。例如盖板黑的涂料采用高质量选择性涂料，其集热温度也可以达100℃以上。这种类型的太阳灶只能用于蒸煮或烧开水，推广应用也受到很大限制。

聚光式太阳灶

聚光式太阳灶是将较大面积的阳光聚焦到锅底，使温度升到较高的程度，以满足炊事的高温要求。

1.镜面。聚光式太阳灶的关键部件是聚光镜，最普通的反光镜为镀银或镀铝玻璃镜，也有铝抛光镜面和涤纶薄膜镀铝材料，或用高反光率的镀铝涤纶薄膜裱糊在底板上，或用玻璃整体热弯成型，或用普通玻璃镜片碎块粘贴在设计好的底板上。制作聚光镜不仅要注意选择镜面材料，还要注意几何形状的设计。镜面大都采用旋转抛物面的聚光原理。

太阳灶并不要求严格地将阳光聚集到一个点上，而是要求在锅底形成一个焦面，才能达到加热的目的。根据我国推广太阳灶的经验，设计一个700～1200瓦功率的聚光式太阳灶，通常采光面积约为1.5～2.0平方米。个别大型蒸汽太阳灶采光面较大，有的在5平方米以上。旋转抛物面聚光镜是按照阳光从主轴线方向入射，所以往往在通过焦点上的锅具时会留下一个阴影，这就要减少阳光的反射，直接影响太阳灶的功率。目前，我国大部分太阳灶的设计均采用了偏轴聚焦原理。

2.底板。可用水泥制成，也可用铁皮、钙塑材料等加工成型。亦可直接用铝板抛光并涂以防氧化剂制成反光镜。

3.架体。用金属管材弯制，锅架高度应适中要便于操作，镜面仰角可灵活调节。为了移动方便，也可在架底安装两个小轮，但必须保证灶体的稳定性。在有风的地方，太阳灶要能抗风不倒。可在锅底部位加装防风罩，以减少锅底因受风的影响而功率下降。有的太阳灶装有自动跟踪太阳的跟踪器。

室内太阳灶

室内太阳灶是一种把太阳能引进室内的太阳灶。由于以上三种太阳灶都必须在室外进行炊事，环境恶劣，也不卫生，为此又研制出了室内太阳灶。

它是一种把太阳能引进室内的太阳灶。由聚光面、热管、贮热装置、炊具等组成，它采用传热介质（液体），把室外聚集接收到的太阳辐射能传递到室内，然后供人们用来烹调食物。

据报道，澳大利亚研制的户内太阳灶室内炊事温度可达到150℃。

储能太阳灶

利用光学原理把阳光聚焦达到800℃～1000℃的高温后，再利用导光镜或光纤使高温光束导向灶头直接利用或将能量储存起来。这种全新的太阳灶不仅可以做饭烧水、烘烤、储能，而且还可以作为阳光源导向室内作照明用或作花卉、盆景的光照用。

使用室外太阳灶的注意事项

箱式太阳灶、平板式太阳灶、聚光式太阳灶均应在室外阳光下工作。使用时要注意以下几点：

1.宜在天气晴朗、阳光直接照射的户外使用。使用时先将灶面面向太阳，放置好炊具后调整灶面角度，随着太阳的移动应及时调整灶面。勿将太阳灶放在阴影里，否则无法使用。

2.不锈钢炊具底部宜涂黑，以便高效吸热，缩短加热时间。

3.发现加热较慢时应检查炊具底部是否涂黑，光照是否充足，焦距是否偏离。

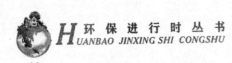
时尚生活中的环保饮食

4.要改变太阳灶的功率只需调整焦距在炊具上的覆盖面。

5.对金属运转部件两个月进行一次润滑保养。

6.清洗灶面时切不可用硬物或化纤布干擦，应用毛巾或软棉布蘸水由上到下轻轻擦拭，使用适量洗涤剂效果更好。反射面上如有灰尘可用清水冲洗掉，微小灰尘不影响使用。

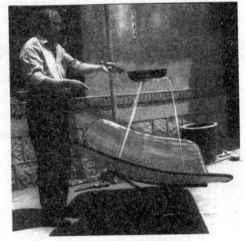

用太阳灶做饭

7.反射面不使用时不要放在太阳光下照射，勿雨淋，勿风吹，可用布做套将太阳灶罩好。

8.在2米内不要放置易燃易爆品。

9.千万不要把手或身体其他部位伸入焦距内，以免灼伤，不要让儿童攀爬灶体。

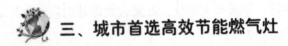

三、城市首选高效节能燃气灶

购置高效节能的燃气灶具

买灶具时不要图便宜买杂牌灶具，杂牌灶具大多质量不能保证而且故障多，燃烧不良，冒黑烟，既浪费燃气又危害人体健康，所以要想更节能最好到大商场或专卖店购买知名品牌的灶具。

如何安置灶具更省气

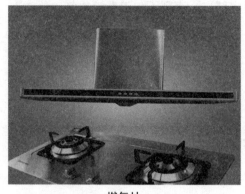

燃气灶

1. 灶具的摆放应尽量避开风口，或加挡风圈，以防止火苗偏出锅底，风口流动空气的干扰，会使用气量增大。另外，如果让风直接吹向灶具，风吹火焰还会带走很多热量。若有风把火焰吹得摇摆不定，可用薄铁皮做一个"挡风罩"，这样能保证火力集中，节约用气。

2. 要调节进风口大小，让燃气充分燃烧，正确的调节可使火焰呈清晰的纯蓝色，燃烧稳定。

3. 同时要合理使用灶具的架子，其高度应使火焰的外焰接触锅底，这样可使燃烧效率达到最高。

4. 应按锅底大小调节炉火大小，使火苗以与锅、壶底接触后稍弯，以火苗舔底为宜。

锅底与灶头保持适当距离

使用燃气灶时，要使锅底与灶头保持适当距离。

如果灶头与锅底距离太远，就会导致热量散失太多，不能充分利用热量。

如果距离太近，燃气则不能充

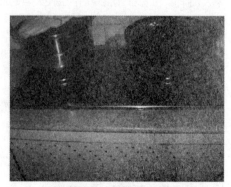

锅底与灶头保持适当距离

环保进行时丛书
HUANBAO JINXING SHI CONGSHU

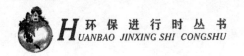
分燃烧，也是一种浪费。

要保证液化气的火苗不超过锅底部位，否则不仅浪费液化气，还达不到加热的效果。要使焰孔与锅底保持20～30毫米的距离，这时加热效果是最好的。

如何正确使用灶具节能

1. 直径大的平底锅比尖底锅更省燃气。

2. 要保持锅底清洁、干爽，以便热尽快传到锅内，达到节气的目的。

3. 灶具放在避风处，或加挡风圈，防止火苗偏出锅底。

4. 要调节进风口大小，让燃气充分燃烧，判断方法是火焰清晰，呈纯蓝色。

5. 炊具架子的高度应使火焰的外焰接触锅底。

6. 最好是一个炉子的几个炉眼同时使用。

给液化气装上节能罩或者高压阀

一般燃气灶的火焰裸露于空气中，与空气形成对流，导致大量热量向外散发，热效率大大降低，而装上节能罩后，会使火焰更加集中，经过遮火环，三次折射反射到锅底充分利用热量，从而使灶具的热效率显著提高。其结果表明：热效率提高23.05%，节气量最高可达53.25%，省时最高可达39%。一般使用三瓶燃气可省一瓶。

原来能用40天左右的15千克装液化气装上节能设备后，能用近两个月，而且里面的液化气烧得特别干净。

燃烧更充分，一氧化碳、氮氧化物等有害气体浓度低一半以上，对人体健康起到了保障作用。

防风能力强，直观效果好，防风能力比原来提高6倍以上。

注意：对于玻璃面炉具禁止使用，另外用圆底锅的节能效果比平底锅的效果好，用小火更能节省燃气，冬天节气率更高。

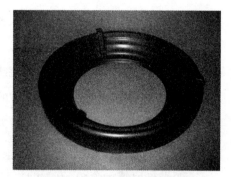

给液化气装上节能罩或者高压阀

 四、农村节能环保沼气灶与饭煲

（一）沼气灶

使用沼气可以改善农村生态环境卫生，保护山区树木，减少碳排放量。建一个8～10立方米的农村户用沼气池，一年可相应减排二氧化碳1.5吨。按照2005年达到的推广水平（1700多万口农村户用沼气池，年产沼气约65亿立方米），全国每年可减排二氧化碳2165万吨。

在广大农村、山区发展沼气非常必要，它是保护山区森林植被、改善生态环境的重要手段，也是惠及子孙、泽及后代的好事。

沼气不光可以做饭、点灯，还可以洗浴（用沼气热水器）、取暖、消毒、孵化家禽、储粮保鲜、灭虫和点灯诱蛾，甚至还可以用于发电，从而利用它搞副业加工。

1立方米沼气可发电1.25度，可供载3吨的汽车行驶2.8千米，供1马力（相当于735.499瓦）内燃机工作2小时，相当于60～100瓦电灯光的沼气灯照明6小时，相当于0.7千克的汽油、0.4千克的煤油。

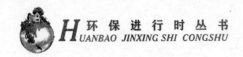
时尚生活中的环保饮食

沼气的发酵原料主要来源于人畜粪便和农业废弃物等，沼气是一种可再生能源，取之不尽，用之不竭。

在农村搞沼气建设，不仅能解决厕所、猪圈、畜禽粪便污染、蚊蝇乱飞等问题，而且还彻底改善了农村的生态环境卫生状况，消灭了传染源，切断了疫病传播渠道，使广大农村人民群众生活环境逐步走向洁美、卫生的健康之路。

如果每户建一个8立方米的沼气池，每年可产沼气350～400立方米，节约薪柴相当于0.3公顷薪炭林一年的生长量，若有70%以上的农户使用沼气，则封山育林就有了可靠的保证。并且可以将节省的麦秸等用做大牲畜饲料，促进养殖业的发展。

性能优良的沼气灶应具备哪些条件

1.具有一定热负荷。沼气通过灶具燃烧时，单位时间内所释放出的热量称为灶具的热负荷。灶具在燃烧时在沼气压力可变的范围内得到热负荷能基本满足用户的需要。

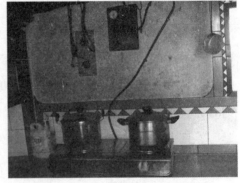
沼气灶

2.燃烧完全，热效率高。沼气的热效率在55%以上，烟气中的一氧化碳含量不超过0.1%。有的沼气灶燃烧不完全会产生一氧化碳等有害气体，不仅对人体有害，同时也降低了热效率的使用。

3.燃烧稳定。在压力、热值、热负荷可能变化的范围内燃烧稳定。既不脱火也不回火，在燃烧时不出现黄焰现象。

4.燃烧时噪音小。

5.结构简单、价格低廉、使用方便、安全可靠。

沼气灶与锅底的距离多远合适

灶具与锅底的距离应根据灶具的种类和沼气压力的大小而定，过高过低都不好，合适的距离应是灶火燃烧时"伸得起腰"，火焰紧贴锅底，火力旺带有响声。在使用时可根据上述要求调节适宜的距离，一般灶具距离锅底以2～4厘米为宜。

目前使用的沼气灶有哪些种类

1.高级不锈钢脉冲及压电点火双灶、单灶，电子点火节能防风灶，人工、电子点火四型灶。

2.沼气灶按材料分铸铁灶、搪瓷面灶、不锈钢面灶。

3.按使用类别分为户用灶、食堂用中餐灶、取暖用红外线灶。

如何识别和选购质优价廉的沼气灶具

1.生产灶具的企业必须有国家技术监管局颁发的生产许可证。

2.生产灶具的企业必须通过国家有关部门质量管理体系认证。

3.生产的灶具必须经过农业部沼气产品及设备质量监督检验测试中心，检验合格并出具检验报告。

4.生产的灶具必须符合《家用沼气灶国家标准》。

5.灶具钢板的厚度、光洁度、打火率要符合国家标准。

购买沼气灶时要注意什么

1.启用灶具前一定要核查灶具右侧铭牌所示燃气种类与所用燃气是否符合。

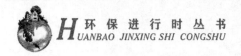
时尚生活中的环保饮食

2.连接气源应使用专用胶管，长度以1～1.5米为宜，胶管不得触及灶体、不得从灶具底穿过。

3.灶具的安装与其他物件的边缘距离不小于15厘米，灶具顶部应有1米以上的空间位置。

4.当发现沼气泄漏时，不得采用电风扇、抽油烟机等排出气体，不得操作电器开关并应立即关闭气源并打开门窗，自然疏通室内空气待沼气排尽时方可使用。

5.灶具附近切勿堆放易燃物品。

6.灶具安装时请将四个橡胶脚与灶具四角的孔稳定好。

使用沼气灶具时应注意哪些问题

1.正确安装调控净化器位置，以便观看调控净化器上的压力表，及时掌握灶具的燃烧情况。

2.使用时要尽可能地控制灶具的使用压力，特别不宜过分超压运行，以免火苗太大跑出锅外浪费沼气。

3.正常工作时风门（一次空气）要开足，除脱火、回火及个别情况需要暂关小风门之外，其余时间均应开足风门，否则会形成扩散燃烧。

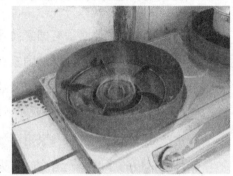

沼气灶的火苗

4.将铸铁沼气灶具放在灶膛内使用时，锅底至火孔的距离应与原锅底架平面至火孔的距离一致，过高或过低都会影响热能的利用。

（二）沼气饭煲

沼气饭煲的特点

1.沼气饭煲保持了传统明火煮饭的优点，煮出来的饭香醇可口。除了煮饭，还可以用来炖焖、煲汤、煲粥、蒸馒头等。

2.沼气饭煲不仅具有款式新颖、式样美观、功能全面、操作简便、省时省气等优点，而且饭煮熟后能自动熄火，自动保温，不会煮夹生饭。

如何使用沼气饭煲

1.饭锅应放置于平稳通风之处并离墙10厘米以上，勿靠近其他易燃易爆物品。

2.使用质优的沼气。

3.安装时必须使用直径为9.5毫米的沼气软管，将软管插放在饭锅的燃气入口接头处并用管夹夹牢固。

4.饭锅在启用前安装一节5号电池于底座的电池盒内，安装时要注意电池正负极方向。

5.洗米加足水后把内锅的外表面水滴擦干。

6.煮饭前必须将煮饭、保温按键提至上端的位置，然后打开燃气开关。

7.轻缓地按下煮饭、保温按键，电脉冲点火器电极即发出3～5秒的连续打火声，火即自动点燃。

8.点火时必须在观察窗观看，确认主燃烧器已正常燃烧后才能离开。

9.饭熟后煮饭按键自动跳起，主燃烧器关闭进入保温状态。

第五章 学会低碳烹饪，打造低碳厨房

环保进行时丛书
HUANBAO JINXING SHI CONGSHU

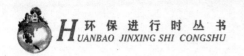
时尚生活中的环保饮食

使用沼气饭煲时应注意哪些问题

1.饭锅正在工作时不要随意移动。

2.饭锅在有空调设备的室内使用时，必须具备良好的排气装置。

3.切勿使用有损伤痕迹的胶管或其他非燃气使用的胶管。

4.安装沼气软管时，切勿让胶管穿过底壳或接触锅壁。

5.如发现电脉冲点火器电极发出的声音断续微弱而点不着火时，就必须更换新的电池。

6.饭锅若长期不使用，必须将电池取出。

7.如发现漏气等不正常现象须立即关闭气源，检修好后才能使用。

沼气饭煲常见故障与排除方法

1.点不着火。故障原因：忘记打开气源总开关、胶管折曲或压扁、胶管中混入空气、阀体或点火喷嘴堵塞、点火电极过脏、没有装干电池或干电池用旧。排除方法：打开气源总开关、拉直或更换胶管、反复点火排尽胶管内的空气、用直径0.1～0.3毫米的钢丝轻捅几下、点火喷嘴用柔软干布清洁点火电极、装上一节新的5号电池。

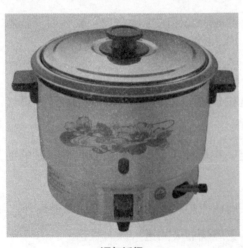

沼气饭煲

2.漏气。故障原因：胶管未接好、胶管有裂口、主燃烧器未点燃。排除方法：接好胶管、更换胶管、待燃气吹散后再点火。

3.火焰燃烧不正常。故障原因：气源压力不足或过量、喷嘴或燃烧器火孔堵塞。排除方法：检查压力表、清除堵塞物。

4.煮焦饭或夹生饭。故障原因：内锅未放正、内锅底部变形、感温器表面弄脏、感温器故障、水量过多或过少。排除方法：放正内锅、更换新的内锅、清洁感温器表面、放入适量的水。

沼气饭煲保温功能丧失怎么办

保温功能丧失的原因是进入保温燃烧器的通路堵塞，需清除通路堵塞物。沼气饭煲在饭未熟而过早跳闸的原因是感应器失灵，需更换感应器。

 ### 五、试一试绿色太阳能开水器

家庭移动太阳能开水器是一种成熟的太阳能开水器。克服了太阳灶冬天没效果，太阳能热水器价格贵，没地方安装，加热水达不到饮用标准，冻管，水未经过净化过滤等问题。

家用同步跟踪太阳能开水器是利用镜面抛物面在小型同步装置作用下自动跟踪太阳运动，以7倍于阳光直射的能量将阳光聚焦到真空吸热管的表面，对单根玻璃真空吸热管中的水进行加热，通过对流热交换，使容器中水温上升直至沸腾的太阳能开水器。其特点是无须任何电力即可实现每天长达10小时的高精度自动跟踪。

与其他饮用水相比

白开水的缺点：在水污染日趋严重的今天，100℃的水只杀死了病毒和细菌，但水中的三氯甲烷及其他细菌喝下去对人体有害。水垢中含有对

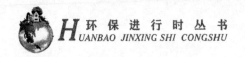

人体有害的重金属物质有镉、铝、砷、汞，这些重金属离子对人体的毒害大都可以在人体内积蓄，时间长易导致癌症病变。烧开水还浪费煤气或浪费电，口感也不好。如果用铝壶加热，还会残留铝、氧化铝等对人体有害的物质。

纯净水的缺点：过滤掉了对人体有益的矿物质和微量元素。

太阳能开水器的优点

太阳能开水器把水净化后再进行紫外线杀菌，是纯净安全可放心饮用的水。首选净水技术是逆渗透膜净化，其次吸收太阳光中的紫外线进行紫外线消毒，又能吸收太阳光中的红外线以及其他不同波长的光线，转变成热能，

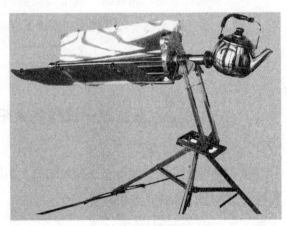

太阳能开水器

进行高温消毒。由于受紫外线长时间照射灭菌效果更好，自来水中的氯和其他有害气体去除更加彻底，水的口感好，对人们的健康更为有利。同时纯净的玻璃管不会使水中产生任何杂质。

太阳能开水器是利用玻璃真空吸热管和镜面抛物柱面相结合，以小巧灵活的同步装置自动跟踪太阳运动，将照射在抛物面上的阳光聚焦到真空吸热管的表面，从而以数倍的能量高效率地对单根真空吸热管中的水进行加热，通过热交换，使壶中水温以较快的速度上升直至沸腾从而解决了一般太阳能热水器无法为家庭提供开水的难题。

太阳能开水器充分利用了光的反射原理，设计了一种槽式远聚焦方式

运行、全玻璃镜面反射的聚光器，基材采用了反光率较高的镜面反射，比普通贴膜式的反射率提高了30%，并利用了大容量直通式真空管作为吸热元件，可以连续地供出开水，单管水容量4千克。一台单管800W的开水器，在太阳辐照度中值时，每40分钟可出4千克开水。夏季时节，800W的开水器，相当于一台1200W左右的电热水器，可20分钟就可出4千克开水。

太阳能开水器吸热母体为食品级不锈钢，承压能力强，可承压8千克。不受使用地点的限制，只要有阳光照射就可以烧开水。外管抗冲击性能强，适合环境较差的地区，可实现与其他热源的方便连接。冷水的加入量，可根据当天的光照状况调节，实现即开即用、现热现取。可以跟踪太阳，光跟踪调节机构具有良好的稳定性，操作简单、灵活、实用、可靠。吸热材质不与玻璃管直接接触，避免了爆管。有加厚高压发泡保温层。

太阳能开水器价格便宜，可节约燃煤燃气费，经济实惠，清洁环保。适合于农村、别墅等采光条件好的住户，尤其适合野外工作者，如铁路交叉口值班室、养蜂户、渔民、公路养护工、森林值班员等。

产品规格：以采光面积的大小、不同季节的热功率计算有500W、800W、1300W、2000W。有储热保温热水型、即开即用型。有单面镜反射型、多面镜反射型。

手提式太阳能开水器每次产开水量可灌满一瓶5磅(1磅等于0.45359237千克)的家用保温瓶，可放到窗户上或带到野外使用。

窗下固定式太阳能开水器每次产开水量可灌满1个8磅的家用保温瓶，自动上水放水，非常适合家庭使用。

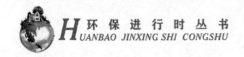
时
尚
生
活
中
的
环
保
饮
食

六、节气从合理使用灶具开始

　　燃气灶是我们大多数家庭中最离不开的设备，有的家庭一日三餐都全靠它"当家了"。不管烧的是通过管道输送的天然气，还是一罐一罐由爸爸扛回来的煤气，都是花钱买的，而且它们的价格都在上涨，所以，学学怎样在使用燃气灶时节省燃气，也是很重要的。

　　应选用优质燃具，并保持完好以发挥最佳性能，应该及时淘汰燃烧工况差的旧燃具。选购时注意旋火灶比直火灶可省3%～5%左右用气量，台式灶比嵌入灶可省5%左右用气量，因此选购台式旋火灶是最省气的。炉的大小，应以适合家庭需要而做出选择，人多选功率大的，人少选功率小的。一般应该选购一边慢火（功率小）、一边猛火（功率大）的双眼灶。

　　巧用灶具。合理使用灶具架子，其高度应使火焰的外焰接触锅底，可使燃烧效率最高。在做饭的时候，不用把灶具上的阀门全打开。因为天然气的热值比较高，如果完全打开，一些热量就白白损失了。要调节进风口大小，让燃气充分燃烧，判断方法是看火焰的颜色，火焰清晰，为纯蓝色，说明燃烧稳定，要充分做好炒菜前的准备工作，防止火空烧，不能让火等菜。一般的燃气灶，正常使用时的流量为每分钟4升左右，如果每次做饭都有1分钟左右的空烧的话，每月就会浪费大约240升的燃气。

　　合理用火。炒菜做饭时并不是

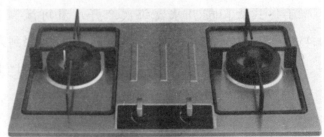

燃气灶

火开的越大，加热速度就越快，而在于要适度，火的大小要和锅的大小适合，锅小火大的话，烧在锅四周的火只会白白消耗燃气热能，而不会因此缩短做饭的时间，炒菜时火焰刚好布满锅底就能达到最佳的烹饪效果；而且要随时调节火门，开始下锅炒菜时和菜将熟时，就应及时调小火焰；盛菜时将火减到最小，待第二道菜下锅再将火焰调大。做饭时最好不要用蒸的方法，蒸饭时间是焖饭时间的3倍。熬汤或者炖煮食物应先开大火，等水开后把火关小，保持微沸就行。

燃气灶的回火对灶的伤害很大，什么是回火？如果打开燃气灶时听到发出啪啪的声音，同时火焰颜色很黄，像柴火一样颜色参差不齐，这种现象就是回火，这时只要把开关关上，重新打开就行了。

用铝制容器烧水比钢、铁、铜等制成的容器要节约，使用直径大的平底锅比尖底锅更省煤气；应先把锅、壶表面的水渍抹干再放到火上去，这样能使热能尽快传进锅内，节约用气；平时注意保持锅底清洁，及时刮除锅底脏物。

 ## 七、家用电冰箱的节电方法

电冰箱是每个现代家庭的必备电器，与我们的生活息息相关，特别是在炎热的盛夏，从外面回到家，很多同学会迫不及待地跑到厨房，从冰箱里拿出一瓶冰凉的饮料或者一块雪糕、冰淇淋，大快朵颐，那感觉真是太爽了！但是，这种愉快的享受是要付出代价的，因为冰箱也是家庭消耗电能的"常年大户"。因此，介绍一些让电冰箱节电的方法。

电冰箱应该放在远离热源，不受阳光照射的阴凉的地方。冰箱要离

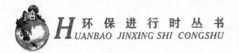
时尚生活中的环保饮食

开取暖器、火炉等电器，也不能和灶台放在一起，因为这样不但会影响冰箱的散热，使冰箱的耗电量增加，还影响制冷效果，冰箱上面的漆还会被灶台火烤掉色；同时冰箱四周应该留有一定的空间（特别是背面），一般留出20厘米的空隙就可以，若空间太小，会影响空气流通，冷凝器的散热效果下降，耗电大，冰箱寿命也会缩短。冰箱顶部也不要放垫布或其他东西，以利于散热，避免影响制冷效果。

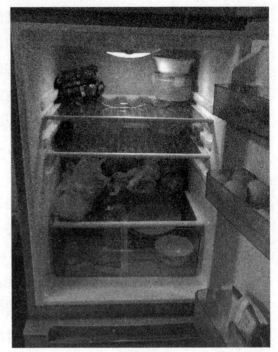

电冰箱

新买的冰箱不能立即启用。家里新添了一件大件家电，很多人都想马上接通电源看看是否好用，但是售后服务人员经常告诉我们，冰箱不能马上通电，一定要放置一到两个小时以后才能通电，这是为什么？这是因为冰箱压缩机的运行是需要润滑剂保护的，因此厂商在生产过程中，向制冷系统里面充灌了一定量的专用润滑油，冰箱制作完成以后润滑油和制冷剂就被完全封闭在制冷系统里面。冰箱在被搬运到家之前，早已经过了个把小时的颠簸、移动甚至倾斜，这时候冰箱里的润滑油就会顺着管路流入换热器的盘管中；少量润滑油还会在颠簸、震动的作用下灌入压缩机的压缩腔，这样冰箱开机后就容易导致冰箱制冷系统瘫痪，所以为了保险起见，冰箱放置一到两个小时后通电是正确的。

电冰箱应该使用专用的三孔插座，单独接线，如果没有接地装置，应该加装地线。设置接地线时，不能用自来水和煤气管道做接地线，更不能接到电话线和避雷针上。第一次接通电源后，要仔细听压缩机在启动和运转时的声音是否正常，是否有管路相互撞击的声音。如果噪音较大，就要检查电冰箱是否摆放平稳，各个管路是否接触，并做好相应的调整，有较大异响就要马上切断电源。

要养成定时清洗冰箱的习惯。首先，必须定期清洗压缩机和冷凝器。压缩机和冷凝器是冰箱的重要制冷部件，如果沾上灰尘会影响散热，导致零件使用寿命缩短、冰箱制冷效果减弱。当然，使用完全平背设计的冰箱不需考虑这个问题。因为挂背式冰箱的冷凝器、压缩机都裸露在外面，极易沾上灰尘、蜘蛛网等。而平背式冰箱的冷凝器、压缩机都是内藏的，就不会出现以上情况。然后，必须定期清洁冰箱内部。冰箱使用时间长了，冰箱内的气味会很难闻，甚至会滋生细菌，影响食品原味。所以，冰箱使用一段时间后，要把冰箱内的食物拿出来，替冰箱搞一次卫生。当然，具备除臭和杀菌功能的冰箱，冰箱内的空气是清新干净的。

清洁冰箱时先切断电源，用软布蘸上清水或食具洗洁精，轻轻擦洗，然后蘸清水将洗洁精拭去。为防止损害箱外涂复层和箱内塑料零件，不能用洗衣粉、去污粉、滑石粉、碱性洗涤剂、开水、油类、刷子等清洗冰箱。箱内附件肮脏积垢时，要拆下用清水或洗洁精清洗，电气零件表面应用干布擦拭，清洁完毕，将电源插头牢牢插好，检查温度控制器是否设定在正确位置。有冰霜的电冰箱，当冷冻室霜层达4～6毫米时，必须进行除霜，否则将比正常制冷多消耗1/3的电量。

要保持冰箱门封条的密封效果。电冰箱磁性门封条如有变形而影响密封效果时，要及时修理、更换，以防损失电量。

往冰箱里放食物也很有讲究。热的食物应冷却到室温后再放入冰箱

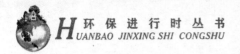

内。因为热的食物会使冰箱里的温度急剧上升，这会增加蒸发器表面结霜的厚度，导致压缩机工作时间过长，耗电量增加，长时间这么做会损坏电冰箱。冰箱内放的食物之间应该有1厘米以上的空隙，以便

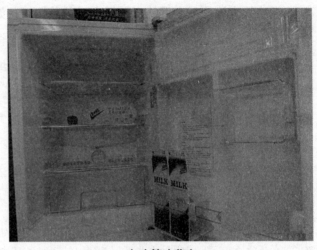

电冰箱冷藏室

冰箱内冷气对流。制作食用冰块或大量存放饮料时，最好晚上放进去，因为夜间气温较低，而且家里人较少开冰箱门存取食物，减轻压缩机负荷，节约电能。

在电冰箱冷藏室每个隔层的外缘，搭上一块塑料布，把每个隔层存放的食物用塑料布与冰箱门隔起来，可以减少能量损耗。

尽量缩短开箱时间，应做到快放、快取、快关。因为每次开冰箱门的时候，就会导致一部分冷空气逸散。据测试，冷藏门每开启1分钟，冰箱压缩机就要多运转20分钟，才能使冰箱冷藏室的温度逐渐恢复到开启前的温度，这样会导致电力的浪费和冰箱使用寿命的缩短。

冰箱里的食物不要放得过满。夏季的高温天气，冰淇淋是我们的最爱，使得很多人家选购很多饮料和冰淇淋等美味的降温食物，把冰箱塞得满满的。冰箱内食物不要堆得太满、太密，最好不要超过冰箱容积的80%，使冷气流通。但东西也不能过少，否则热容量就会变小，压缩机开停时间也随着缩短，累计耗电量就会增加。如果冰箱里食品过少时，最好用几只塑料盒盛水放进冷冻室内冻成冰块，然后定期放入冷藏室内，增加

容量，比较省电。

冰箱冷藏室内的平均温度为4℃~6℃，如果在冷冻室冷冻食品的同时制作一些冰块，将制作的冰块用容器装好放入冷藏室内，可减少冰箱压缩机的起动时间，达到节电目的。同样道理，可以把冷冻室内需解冻的食品提前一天取出，放入冷藏室内解冻，同样可以降低冷藏室内的温度。

冰箱温度调节器档位要合理选择。冰箱耗电量的大小与冰箱内保持温度的高低有着直接的关系，冰箱内保持温度越低，冰箱所耗的电量就越大。因此，在使用冰箱时，应根据季节来调节温控器的档位。冷藏室的冷藏温度高于该食品冻结温度1℃~2℃为宜。

要知道，1台节能冰箱比普通冰箱每年可以省电约100度，相应减少二氧化碳排放100千克。如果每年新售出的1427万台冰箱都达到节能冰箱标准，那么全国每年可节电14.7亿度，相应减排二氧化碳141万吨；每天减少3分钟的冰箱开启时间，1年可节省30度电，相应减少二氧化碳排放30千克。及时给冰箱除霜，每年可以节电184度，相应减少二氧化碳排放177千克。如果对全国1.5亿台冰箱普遍采取这些措施，每年可节电73.8亿度，相应减少二氧化碳排放708万吨。

八、电饭锅的节电方法

电饭锅煮饭很方便，适合我们现在快节奏的生活，可以用来煮饭、煲汤，把原料和水按比例放好，按下电钮开关，过一段时间，饭或汤做好了就自动保温，一直等到你放学或者家人下班时饭和汤都还是热腾腾的呢！但是，电饭锅也是家里的耗电大户，怎样让它发挥作用的同时还能

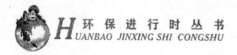

时尚生活中的环保饮食

省电呢?

市场上常用的电饭锅有高低不同的功率,选择什么样的最省电呢?你可能认为做饭用功率小的电饭锅省电,其实不然。实践证明,煮1千克的饭,500瓦的电饭锅需30分钟,耗电0.27度;而用700瓦电饭锅约需20分钟,耗电仅0.23度,因此,功率大的电饭锅,省时又省电。

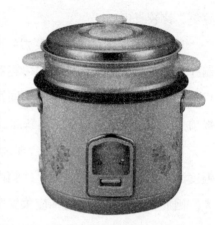
电饭锅

在购买时选用节能电饭锅。对同等重量的食品进行加热,节能电饭锅要比普通电饭锅省电约20%,每台每年省电约9度,相应减排二氧化碳8.65千克。如果全国每年有10%的城镇家庭更换电饭锅时选择节能电饭锅,那么可节电0.9亿度,相应减排二氧化碳8.65万吨。

在选择电源的时候要注意,千万不要将电饭锅的电源插头接在台灯的分电插座上,这是相当危险的,因为一般台灯的电线较细,所需的安全电流小,容易老化或遇热熔化,而电饭锅的功率较大,所要求的安全电流也大,这样大的电流会使灯线发热,长时间使用会造成触电、起火等事故。因此,一定要配用安全电流大的专用插座,才安全耐用。

电饭锅在使用中要避免磕碰,因为电饭锅的内胆受到磕碰后很容易变形,底部与电热盘就不能很好吻合,煮饭时就造成受热不均,容易煮成夹生饭,所以电饭锅要轻拿轻放。

电饭锅的烹调范围较广,但切记不要用电饭锅煮太咸或者太酸的食物。因为它的内胆是铝制的,太咸或者太酸的食物会使内胆受到腐蚀而损坏。

使用电饭锅时最好提前淘米，用开水煮饭，这样，大米一开始就处于高温度的热水中，有利于淀粉的膨胀、破裂，使它尽快变成糊状，不仅可以节电30%，还更容易被人体消化吸收。煮饭用水量要掌握在恰好达到水干饭熟的标准，饭熟后要立即拔下插头。有些人用电饭锅煮米饭，插上插销就去忙别的事了，过了很久才回来把插销拔下来。其实，虽然电饭锅把米饭做好以后，会自动切断电源，但是，如果时间过长，当锅内温度下降到70度以下时，电饭锅又会自动通电，如此反复，既浪费电又减少电饭锅使用寿命。另外，用电饭锅煮饭时，在电饭锅上面盖一条毛巾可以减少热量损失。煮饭时还可在水沸腾后断电7～8分钟，再重新通电，这样也可以充分利用电饭锅的余热煮饭而达到节电的目的。

电饭锅的电热盘时间长了被油渍污物附着后出现焦炭膜，会影响导热性能，增加耗电，所以电热盘表面与锅底如有污渍，应擦拭干净或用细砂纸轻轻打磨干净，以免影响传感效率、浪费电能，这也是省电的一个好方法。

九、微波炉的节电窍门

现在我们的生活节奏快了，微波炉用起来十分方便。早上上学上班，时间很紧张，把前一天做好的饭菜、面包、火腿肠或者牛奶放进微波炉里转几分钟，就热好了，一顿营养丰富的早餐就完成了；还有的巧手妈妈用微波炉来做菜，与传统的炒菜相比，别有一番风味。可是因为微波炉功率大，使人觉得微波炉过于耗电，其实，这完全不需要担心，只要科学合理地使用，一样可以让它省电。

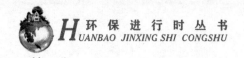
时尚生活中的环保饮食

　　微波炉功率虽然大，但使用的时候所需时间少，所以总耗电量并不大。

　　选购微波炉时，要根据家庭人口来决定买多大功率的微波炉，一般3～5人的家庭选用800～1000瓦的，5人以上家庭可以选用1000～1500瓦的。

　　插座接触要良好。微波炉等电器插头与插座的接触要匹配良好。否则不仅耗电量会增大，还会造成安全隐患。

　　放置要远离磁场。放微波炉的位置附近不要有磁性物质，以免干扰炉腔内磁场的均匀状态，使工作效率下降。还要和电视机、收音机离开一定的距离，否则会影响视听效果。

　　不可空转微波炉。使用微波炉时，不能让微波炉空载运行。因为空烧时，微波的能量无法被吸收。这样不但会无谓地消耗电能，而且很容易损坏磁控管。为防止一时疏忽而造成空载运行，可以在炉腔里放一个盛水的玻璃杯。

　　冷冻的食物应该先解冻后再进行烹调，可以起到节电的效果。

　　加热食物最好盖膜。在用微波炉热食物的时候，最常见的问题是食物容易变得又干又脆，特别是热馒头、面包的时候，热好时干巴巴的，完全失去了原来的味道和口感。因此，在热食物的时候，最好在食物的外面套上保鲜膜或盖上盖子，这样加热食品水分不易挥发，食品味道好，而且加热的时间会缩短，能够达到省电的目的。也可以在食物表面喷洒少许水，这样既防止食物变干，又可以提高加热速度，减少电能消耗。

　　开关门不要太频繁。很多人使用微波炉长时间烹饪食物时，都会时不时打开看看，东西熟了没有，如果还没完全受热就再加热一会儿。其实，微波炉启动时用电量最大，使用时尽量掌握好时间，减少关机查看的次数，做到一次启动烹调完成。而且频繁开关门还会影响微波炉烹调的质量。如果是用较小的容器做饭菜或热剩饭时，可以在转盘上同时放置2～3个容器，开机设置时间增加1～2分钟，就可以减少开关门次数。

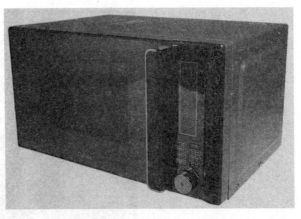

微波炉

烹调数量不宜多。用微波炉加热菜肴，数量不宜过多，否则不仅加热的时间比较长，而且还会造成菜肴的表面变色或是发焦。每次加热菜肴时，如果容器内菜肴的数量少一些，不仅能保证菜肴加热的效果，还能节省用电量。一般来说，烹调一个菜以不超过0.5千克为宜。

根据食物选火力。应该根据烹调食物的类别和数量选择微波的火力。在同样长的时间内，使用中微波档所耗的电能只有强微波档的一半，如只需要保持嫩脆、色泽的肉片或蔬菜等，宜选用强微波档烹调，而炖肉、煮粥、煮汤则可使用中档强度的微波进行烹调。

余热烹调省电多。微波炉关掉后，不要立即取出食物，因为此时炉内尚有余热，食物还可继续烹调，应过1分钟后再取出为好。

金属器皿不要用。不要在微波炉加热时用金属涂层或花纹的器皿、铝膜盛（包）食品。因为微波是一种电磁波，这种电磁波的能量不仅比通常的无线电波大得多，而且一碰到金属就发生反射，金属根本没有办法吸收或传导它；微波可以穿过玻璃、陶瓷、塑料等绝缘材料，不会消耗能量。

微波炉要保持清洁。如果能保持箱内清洁，尤其是风口和微波口的

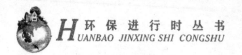
清洁，将可以省35%的电能。方法是将一个装有热水的容器放入微波炉内加热两三分钟，让微波炉内充满蒸汽，这样可使顽垢因饱含水分而变得松软，容易去除。清洁时，用中性清洁剂的稀释水先擦一遍，再分

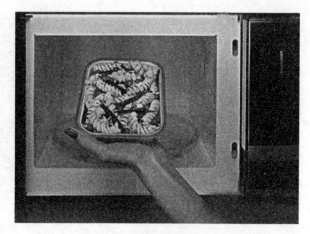

微波炉加热

别用清水洗过的抹布和干抹布作最后的清洁，如果仍不能将顽垢除掉，可以利用塑料卡片之类来刮除，千万不能用金属片刮，以免伤及内部。最后，别忘了将微波炉门打开，让内部彻底风干。

还需要提醒的是，如果家里的微波炉平时很少用，在用完后记着把电源插头拔下来，这样也可以省电。

十、电磁炉的节电方法

电磁炉是一种新型的厨房炉具，它能对食物进行蒸、炒、煎、炸、煮等加工，而且具有节约电能、热效率高、清洁卫生、方便耐用等优点，已经被许多家庭所接受，甚至有人预言，电磁炉将有一天会取代燃气灶！电磁炉在正确、合理的使用下，有省电节能的效果。

选用电热转换效率高的锅具。电磁炉是利用电磁感应原理，使能导磁的金属体在交变磁场中产生感应电流，产生热效应，来加热和烹饪食物。所以，电磁炉应使用导磁性能较好的材料制成的容器，如铁皮锅、铸铁锅、含铁不锈钢锅以及底部是含铁材料的锅具等。总之在选购锅具时，应选含铁量多、锅盖密封度高的锅（如选用专供电磁炉使用的不锈钢高压锅）。同时，所选购的锅具应是平底的，面积最好不小于12厘米×12厘米，以与电磁炉炉面面积差不多大小为好。这样，电磁炉就能达到电热转换效率高、烹调速度快的效能。

加热食物时要讲究方法。对所要加热的食物，尽量不要大块或整体加热，最好把它分解成小块或细条。做米饭等时，最好先把大米浸泡5分钟后再通电，并注意需要多少

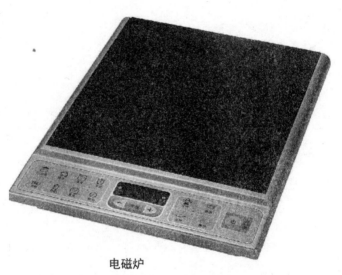

电磁炉

食物就加热多少，特别是在烧水、做汤时更要注意，做得过多吃（用）不完，自然造成大量电能的浪费。另外，做汤时锅内如有短时间难煮熟的食物，加热开始时应少放一点水，先把食物煮熟之后再加足汤水，这样可以节约许多电能和时间。

合理使用各档功率。大功率的电磁炉加热速度快，但耗电量也大，在用电磁炉刚开始对锅具加热时，应先采用大功率档进行加热，这样加热速度

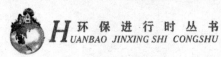

快，当锅内一旦开锅时，如果没有特殊的要求，应及时把功率档调至小档，以能使锅内保持开锅即可，特别是在煮稀饭、做汤、吃火锅时更应如此。因为大功率档不但浪费电能，还会使汤水在很大的火力下剧烈沸腾，万一溢出还会出危险和使锅底结锅巴。

电磁炉的通风口应该距离墙壁15厘米以上，并且四周通风良好，以利于灶具散热，避免浪费电。

第六章

关注饮食，远离"黑心"
食品毒害

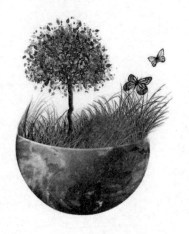

一、染色大米好看不好吃

国家制定的大米质量标准和卫生标准中，都不允许在大米加工中加入任何添加剂。近年来，不法商人为了追求高额利润，将大米着上黄色、绿色等颜色，标上"胡萝卜素"大米、"竹香"大米等诱人的名称，售价也在每500克3～5元不等。而本色大米的售价都在2元上下。不法商人加工的有色大米中，有不少用的是合成的色素，过量食用会对人体产生不良影响。消费者在购买时，请慎重选购有色大米。据报道，某地执法人员对一些所谓"竹香米"、"胡萝卜素米"抽检发现：绿油油的"竹香米"是由柠檬黄和亮蓝等人工色素染制而成，每千克大米中这两种色素含量分别达到了0.08克和0.03克。含大剂量人工色素的食品被人们（尤其是儿童）长期食用，无疑会造成潜在危害；"胡萝卜素米"的检验结果更让人感到惊讶，这种"胡萝卜素米"的色素检验呈阳性，说明色素存在，但是，却检验不出是人工合成色素还是天然色素，由于色谱检验不出来，检验人员认为不排除是染料的可能，如果

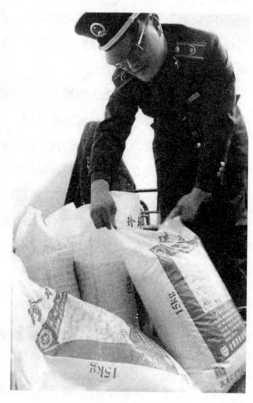

严厉打击有色大米

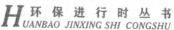

环保进行时丛书
HUANBAO JINXING SHI CONGSHU

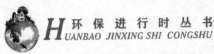
确是由染料染成，那便是毒米，食用后会严重危及人体健康乃至生命安全。

二、毒馒头

雪白的大馒头竟出自脏乱不堪的黑店，而且大多数馒头加工店连最基本的卫生条件都不具备，加工间内苍蝇乱飞，杂物混放，工人的衣裤以及洗漱用的肥皂、牙刷也摆上了面板。面板旁边的窗台上堆放着鞋袜。店员用手接钱后，然后又摆放锅里的馒头。在这样的环境下加工出来的馒头，不管外表如何漂亮，客观上也是有毒的。

据粗略统计，某地馒头市场全年的销量达10万吨，销售额高达2.8亿元。据了解，一些个体作坊多数隐蔽生产，他们使用的原料为小面粉厂生产的低价劣质面粉，品质多数

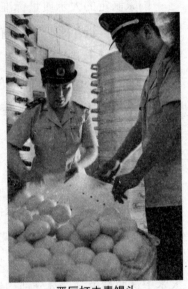

严厉打击毒馒头

不符合国家标准，80%以上增白剂含量超标。在馒头生产过程中，违法使用吊白块、硫黄熏蒸，这样使用劣质面粉做出来的馒头比用优质面粉做的还白，但对人体健康却极其有害。

三、加料面粉的"美丽外衣"

随着人民生活水平的提高，人们不但关心面粉的内在质量，而且还特别注重面粉的色泽，越白的面粉越受人青睐。但面粉越白越好吗？色

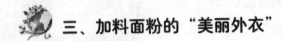

泽亮白的面粉都是好面粉吗？答案是否定的，因为有的面粉里有特殊加料，使面粉才有了更"美丽的外衣"！

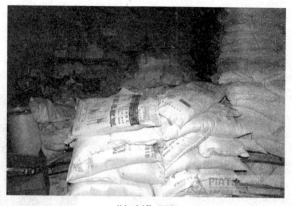
"加料"面粉

往劣质面粉里加入化学物质，通过特殊的增白技术，就能使面粉变为"精制面"。这里所说的面粉增白技术，就是生产厂家使用化学物质对面粉中的色素进行氧化，使色素消失，从而达到增白的目的，增白了外观的面粉，身价也立刻得到提高。但是对消费者来说，面粉在增白的同时，也会对面粉内在的营养成分产生一定的影响。

 四、方便面里的是是非非

方便面是20世纪世界食品工业中的一颗璀璨明珠，被评为20世纪最伟大的发明之一，已成为国际性的方便食品。方便面之所以有如此大的吸引力，是因为方便面迎合了人们日益加快的生活节奏及消费者口味的变化，而且经济实惠。

方便面作为一种主食方便食品和休闲方便食品，其最大特点是方便快捷、口味好、价格便宜、保存期较长。因而受到不同消费者的青睐。

然而，随着人们生活水平和生活质量的不断提高，健康意识的日益增强，对方便面的认识也在逐步提高，从开始时的好奇好吃，到目前大量的食用，人们出现了种种疑虑和担心。应该承认，油炸方便面也和面包及米

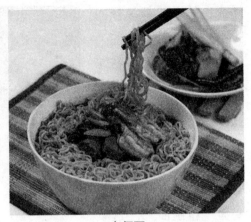

饭等主食一样，其本身所含的营养成分是不完全的，方便面多是经过油炸后干燥密封包装而成。由于其中含有食用油，如果放置时间过长，方便面之中的油脂便可能被空气氧化分解，生成有毒的醛类过氧化物，吃了这种油脂已变质的方便面，可引起头痛、发热、呕吐、腹泻等中毒现象。

方便面

 五、中毒的干菜、干果

银耳、干笋、黄花菜还有桂圆、柿饼等这些干菜、干果是人们日常生活中经常食用的产品。美味可口的干果、干菜产品时常在人们餐桌上出现，其产品质量好坏直接影响到消费者的健康。一些生产企业为追求产品外观色泽，违反国家标准，超量使用漂白剂，致使产品中二氧化硫残留量严重超标。

在国家质检总局的某次抽查中，有15种干菜、干果不合格，全部因二氧化硫残留限量超标被判定为不合格产品。其中，二氧化

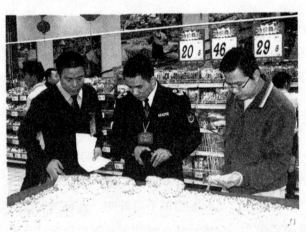

严厉打击出售变质的干果

时尚生活中的环保饮食

硫残留量超过标准规定限量值10倍以上的产品有9种，占不合格产品总数的60%；超过标准规定限量值20倍以上的产品有6种，占不合格产品总数的40%。抽查的一种白木耳产品和一种黄花菜产品，二氧化硫残留量分别超过标准规定限量值37倍和35倍。

六、油条的不安全因素

一些人早餐习惯吃油条，但如今吃油条的人越来越少了，究其原因是油条变得不脆不香了，有些马路摊贩做的油条又很不卫生，有的油条还是"氨味油条"。一些老顾客抱怨吃不到正宗地道的油条了，遗憾炸油条师傅后继无人了。而事实上，真正的原因在哪里呢？真的像消费者想的那样简单吗？

卫生监督部门检验油条的成分，指出油条添加剂加热后有氨味并不足为奇，但正常情况下，氨味是闻不到的，如果能闻到氨味，就是含量过高，会影响正常食用，是有毒的，对人体就会有伤害。媒体披露有些油条除了添加剂使用不符规定外，竟然还是用"毒油"炸出来的。

那什么是"毒油"呢？据调查，"毒油"来源有以下两方面：一是一些大酒店、餐馆或食品店废弃的油；二是地沟油、炸货油和泔水油。所谓地沟油，就是炒菜的油底儿、刷锅水里的油，而炸货油则是餐厅炸东西剩下的油；泔水油就是剩饭剩菜中的油；还有一些烤鸭店在用炭火烘烤加工鸭子时，烤鸭身上渗出的油。这些油被收集起来，出售给废油回收商。回收商用锅熬废油，先把废油倒进锅里，加温化开后把乌黑的渣子过滤出来，剩下的就是油了。据卫生部门检验，这几种油是不能食用的，是有毒的。

碳酸氢铵常用做化肥的原料，少量氨气对人体无特别危害，用作食

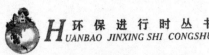
时尚生活中的环保饮食

用发酵剂的情况比较少。剖析油条制作的质量不合格，主要原因是目前国家对食品中膨松剂的使用还缺乏严格标准。《国家食品工业标准(GB2760-1996)》规定，碳酸氢铵的使用范围为需添加膨松剂的各类食品。最大使用量为按生产需要适量使用。而这里规定的适量，是很难掌握的，有待饮食专家们规范膨松剂使用配方，制定出油条中的碳酸氢铵量化标准，以便对油条制作采取规范化标准。据了解，除了使用碳酸氢铵外，还可以使用明矾或

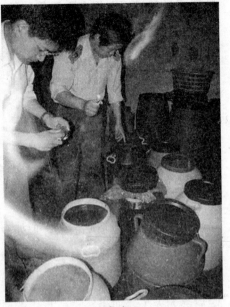

毒油

者是用小苏打（碳酸氢钠）代替碳酸氢铵，因为小苏打不含铵的成分，而钠又恰恰是人体需要的元素，借此进一步规范操作程序，保证油条质量，让消费者更满意。

七、泔水油是这样炼成的

地下工厂将泔水和从地沟里掏出来的油，精炼加工成"食用油"后流入粮油市场，这种不合格的产品被称作泔水油。

泔水就是清洗碗碟后的油脂、洗洁精及饭渣混合物，人们称这些废油脂为泔水油，还有的是从阴沟里用大勺一点点地掏出来的，混入装泔水的黑铁桶里。这些从饭店地沟里收集的废油，混在一个大锅里，熊熊的火苗舔着锅底，熬煮成一桶清亮透明、近似于食用色拉油的液体，接着给这种

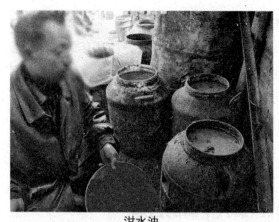
泔水油

液体脱色。泔水油和地沟油被倒进过滤机，加入药剂后发生化学反应，原本的褐红色变得清澈透明。而在这个步骤里，油的酸价还会被降低，因为酸价是衡量油品质好坏的重要指标，酸价越低表明油越好，这可以逃脱卫生部门的检查。然后是水洗。把经过脱色的油倒入一个大水池后搅拌，去除杂质，并进一步脱色。最后一步是抽真空。把"油"放入一个真空罐后加温，起到去除异味的作用。

将泔水油加料、脱色、脱臭以后就是成品油，生产出来的色拉油能达到国家二级标准。可这种"油"没有任何异味，经销者会勾兑入大约1／3的色拉油和1／3的棕榈油，以便更好地蒙混过关。而这些混合物，便被装入小瓶，进入粮油市场。总之，街头那些早点铺、大排档，是这些泔水油最有可能的去处，最后进入的是人们的嘴巴。

食品营养专家指出，泔水油来源的油脂为已使用过的油脂，在使用的过程中油脂中的脂肪酸不可避免地会发生氧化，产生低分子酸，从而使油脂的酸价上升，并伴随有低分子的醛、酮等物质的产生，使油脂产生哈喇味。这些小分子物质可引起人的

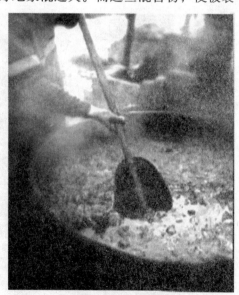
泔水油的加工过程

 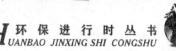

食物中毒，以恶心、呕吐、腹痛、腹泻为主要临床表现。油脂反复使用会使脂肪酸发生断裂，再聚合而形成多环芳烃，而多环芳烃具有强烈的致癌性；不法商人为改善油脂的感官性质，往往用火碱中和酸性成分，而火碱并不能降低醛、酮等有毒成分的含量。火碱是一种具有强腐蚀性的化学品，食用后会造成胃肠黏膜的损伤。

八、加入甲醇的白酒

曾几何时，人们每当举起酒杯开怀畅饮时，总要对杯中之物发出些许感慨，或赞美或感叹，赞美酒的清冽和甘醇，感叹酒的神奇和久远。现如今，每当人们欲举杯畅饮时，也总要对杯中之物评论一番，只不过不再是赞美和感叹，取而代之的是怀疑和猜测，怀疑它是真是假，猜测它是酿造还是"勾兑"。

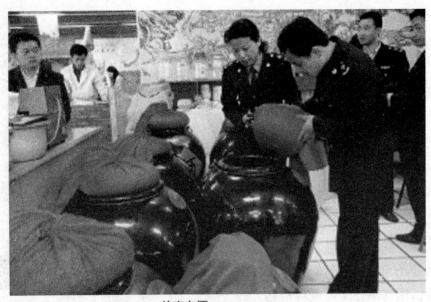

检查白酒

时尚生活中的环保饮食

"勾兑"一词本是白酒酿造工艺中的一个环节，因酿造过程中发酵和窖藏的时间不同，使得酒的香型和度数有所差别，为了使酿成酒的质量保持一致，就需要用低度酒加以调制，这个过程叫作勾兑。然而随着科技的进步，科学家发现了使酒产生香气差异的不同物质，并且研制出这种人工香料，于是就有人把人工香料、食用酒精和水按比例"勾兑"成"酒"。而这种勾兑酒与酿造酒有着本质的差别。

如今的白酒市场有上千个品牌，满眼的"传统工艺，纯粮酿造"，当然这其中大部分确是"纯粮酿造"，可其中也不乏酒精勾兑之辈。最让人难以接受的是加了大量工业酒精的白酒，工业酒精中有含量很高的甲醇，别名木醇或木酒精，为无色透明、高度挥发、易燃液体，主要被呼吸道和肠胃吸收，皮肤也可部分吸收。

九、糖精水加色素做成的葡萄酒

葡萄酒是现在世界畅行的饮料酒，葡萄酒就是用纯的葡萄发酵酿的酒，里面不添加任何添加物，现在我们执行的是国家标准，就是百分之百的葡萄汁的标准，说的也就是全汁（葡萄）酒。

一些葡萄酒中葡萄汁含量少，厂家为了掩人耳目，就加入国家明令禁止的人工合成色素、甜蜜素或糖精钠等；另一种情况就是有的葡萄酒里根本不含葡萄汁，它是用酒精、香精、色素、甜蜜素等勾兑而成的，这实际上是一种造假行为。

某葡萄酒有限公司的生产车间，工人们正在两个大水池旁刷洗回收来的旧瓶子，调酒间的地上堆满了各种用来调配葡萄酒的添加剂。老板说，这种葡萄酒成本很低。技术员给我们算了这样一笔账，如果一瓶葡萄酒的市场价是一块钱，那么生产的成本包括：旧瓶子两毛钱，塑料帽

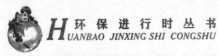

时尚生活中的环保饮食

及瓶塞一毛钱，商标一毛钱，包装箱三毛钱，人工费一毛钱，瓶子里面的葡萄酒一毛钱。成本如此低的葡萄酒，里面灌装的都是些什么东西呢？在调酒间里，技术员把糖精和柠檬酸溶解后倒入大罐里，然后加入葡萄香精。随后，他又加入了甜蜜素和色素。这种所谓的葡萄原汁酿造的"葡萄酒"根本不含葡萄汁。葡萄酒的味道和颜色实际上就是用柠檬酸、葡萄香精、甜蜜素和色素调制出来的。这种用葡萄香精、酒精、甜蜜素和水勾兑出来的

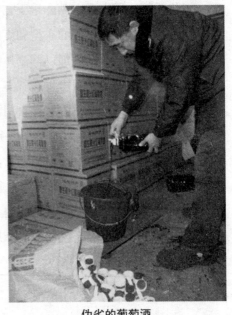

伪劣的葡萄酒

所谓"葡萄酒"，也就是业内人士所说的"三精一水"。

十、勾兑饮料

　　一家小饮料厂的工人说："果汁就是香精，有橘子香精、苹果香精、水果香精、可乐香精。你想配啥味都有！"老板在一旁对勾兑好的饮料进行出厂前的检验。他拿起一瓶饮料，尝了一下味道，认为可以出厂了，就又拧上盖，把它扔进了一堆成品中。一瓶瓶勾兑好的饮料就这样检验合格了。

　　某自助餐厅服务员小周说，他所在的自助餐厅为"严格控制成本"，每每购买的一些价格低廉的果汁，多是一些已经过期的盒装饮料，兑上水，就成了"鲜榨果汁"。小周说，一般售卖果汁的公司以及经销商都和自助餐厅有长期的联系，情况好点的会把快要过期，但是还没有过期的饮

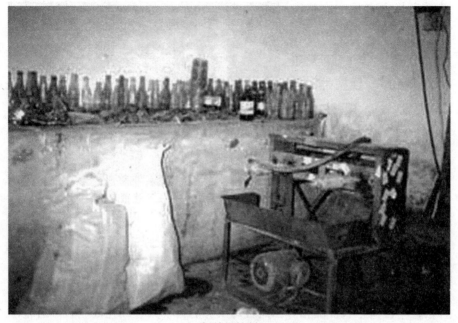

勾兑假饮料

料拿到自助餐厅兜售，一般都是以市面价格的2～3折买入。购入之后，因为果汁放置的时间比较久，可能会有稍许异味，餐厅会用大量的水掺兑，然后加些糖，这样自助餐厅的果汁就制成了。

还有通过"模糊标签"打擦边球的果汁饮料，这种饮料在明显处写着"纯正新鲜"的果汁饮料字样，可仔细一看，瓶子背面用很小的字写着"橙汁含量7%"，根据标准，这种果汁不能称作"橙汁饮料"，更谈不上"纯正"，最多只能叫作"橙味"饮料。业内人士表示，由于里面加了大量的水，其成本很低，最多只值1元多。

 十一、死猪肉做成的"鲜"肉松

肉松是将鲜肉经过高温加工，干燥脱水，加工成絮状的肉制品。目

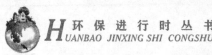

环保进行时丛书
HUANBAO JINXING SHI CONGSHU

时尚生活中的环保饮食

前，市场上多见的有猪肉松、牛肉松、鸡肉松。肉松营养丰富，味美适口，耐贮藏，便携带，易消化，适宜老年、儿童食用。可是，有的非法生产厂家却用病猪、死猪和老母猪生产肉松。先把母猪肉放到锅中煮，待到快起

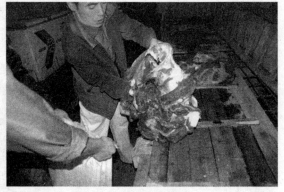

加工的死猪肉

锅时，放一些"双氧水"到锅中再搅拌一番。经过这样一番处理后的母猪肉就可以捞起来了，榨干了汤汁，把骨头分拣开后，就成了炒制半成品肉松的"肉胚"。据了解，经这种特殊工艺处理后的母猪肉，炒制的半成品肉松，不但肉丝长、品相好，而且每千克的售价只有20元钱左右。因而，这种"母猪肉半成品肉松"，也就成了一些肉松生产厂家物美价廉的主要生产原料。

十二、令人作呕的血豆腐

某日凌晨，某市卫生监督所开展了专门围剿"黑血豆腐"的"零点行动"，此举不仅端掉了一个日产千余千克血豆腐的黑窝点，还打掉了另一个日产300千克"黑血肠"的窝点。来自黑龙江的女业主一语道出惊人内幕：她家生产的很大一部分血豆腐都销往了中小学校！产品除了销往多处饭店外，还向几所中小学校送。尤其到了冬季，麻辣烫和火锅都非常受欢迎。这些加工点具有以下特征：血浆的来源不明，有菌操作，接血器皿不洁，加工时间过长而造成细菌繁殖，加工过程未经消毒处理，工作人员没

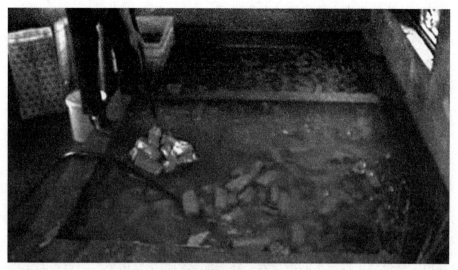

血豆腐的制作过程

有体检证明。

猪血、鸭血味美价廉，深受人们喜爱。可是如果消费者看到是用如此方法煮的鸭血，还会吃吗？"一口锅内煮着一块块的鸭血，不断地有苍蝇投身锅里，就被一起煮熟了。"这是一个非法作坊里制作鸭血制品的真实情景。鸭血里有苍蝇还不算，有的人还往鸭血里掺猪血，据说，有的鸭血其实就是猪血，将猪血和水按3∶1的比例调匀，撒上盐，等凝结后再放入锅里煮，然后按鸭血的价格卖。为了使"鸭血豆腐"有韧性并能保持新鲜状态延长销售期，甚至还要加入甲醛。

十三、催命奶粉

劣质奶粉把新生儿变成了"大头娃娃"，严重摧残了儿童的生命，这是令人深恶痛绝的，怎样才能让孩子吃上放心的奶粉，成为千千万万个家庭关注的焦点，为了能吃出一个聪明的宝宝来，人们在同劣质奶粉做斗争

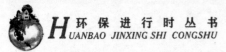
的同时，也在寻求有关奶粉的专业知识。

其实奶粉的种类很多：全脂奶粉基本保持了牛奶的营养成分，适用于全体消费者，但最适合于中青年消费者。脱脂奶粉是牛奶脱脂后加工而成的，口味较淡，适于中老年、肥胖和不适于摄入脂肪的消费者。还有速溶奶粉，它和全脂奶粉相似，具有分散性、溶解性好的特点，一般为加糖速溶大颗粒奶粉或喷涂卵磷脂奶粉。加糖奶粉是由牛乳添加一定量蔗糖加工而成，适于全体消费者，具有速溶的特点。婴幼儿奶粉一般分阶段配制，分别适于0～6个月、6～12个月和1～3岁的婴幼儿食用，它根据不同阶段婴幼儿的生理特点和营养要求，对蛋白质、脂肪、碳水化合物、维生素和矿物质五大营养素进行了全面强化和调整。还有一种特殊配制奶粉，它适于有特殊生理需求的消费者，这类配制奶粉是根据不同消费者的生理特点，去除了乳中的某些营养物质或强化了某些营养物质（也可能二者兼而有之），故具有某些特定的生理功能，如中老年奶粉、低脂奶粉、糖尿病奶粉、低乳精奶粉、双歧杆菌奶粉等。

十四、可怕的散装劣质小食品

随着人们生活水平的提高，吃小食品已不再是孩子们的专利，一些成年人也越来越钟爱琳琅满目的小食品了，而食品生产厂家也看好小食品生产这块市场，千方百计地推出各式各样的食品，采取了五花八门的促销手段，而消费者对这些食品又有多少了解呢？

据调查，一些不法面食加工坊既无工商营业执照，也没有生产卫生许可证，用泔水油、劣质面粉生产"三无"（无厂址、无厂名、无产品合格证）小食品，用过期月饼和糕点打碎后做成的糕点馅料、已发霉变质的花生米等作为制作糕点的原料。一些商贩在小食品中夹带卡通画片、塑料玩具等。这些玩具没有经过无菌消毒，画片中的铅、重金属、荧光剂和塑料玩具中的聚丙烯等都对人体极为有害。有关专家告诫家长们：为了下一代的健康，千万不要给孩子购买劣质小食品。专家介绍，国家对儿童小食品中使用

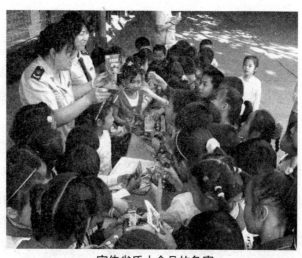
宣传劣质小食品的危害

的着色剂、疏松剂和防腐剂等化学物质，都严格规定了使用范围和最大用量，但一些不法商贩经常过量使用化学制剂。这些化学制剂在人体中累积到一定量后，便会严重危害健康。科研成果表明：劣质小食品中超标的化学物质能导致血液病。临床调查显示，患血液病的小孩中一半以上平时偏好小食品，而且所吃的小食品，绝大多数是在家及学校附近的小商贩手中购买的。儿童免疫功能弱，食用化学物质超标的食品可导致儿童基因突变，引发疾病。

十五、劣质"黑豆腐"

许多市民平时喜欢吃的豆腐，很有可能是由一些集脏、乱、差为一体的地下豆腐作坊生产出来的。某日，张女士在某菜市场买了几块豆腐回家煮吃后，当晚就腹泻，经检查，得知是吃了不洁食物引起的。她们事后找到菜市场的豆腐档，才发现这些豆腐都是由一些地下作坊供货的，而这些

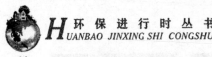

地下作坊卫生条件十分恶劣。

"有中国人的地方，就有豆腐"，豆腐是中国的传统食品，因价格低廉、营养丰富、天然美味而广受欢迎。然而，就是这么一种走进千家万户餐桌的家常菜，在目前竟然几乎没有一家大型正规生产企业。人们吃的豆腐大都来自无证照地下小作坊。

在计划经济时期，豆制品行业一直享受着国家财政补贴。改革开放后，原来的主供应渠道——国营豆制品厂，由于种种原因逐渐消失，取而代之的是各种私人的无牌无证小作坊。由于这些作坊生产环境差，有的甚至用脏水或医疗废弃物来做豆腐，给老百姓带来极大的健康隐患。

由于做豆腐工艺较简单，技术、资金、生产门槛相当低，通常都是采用自产自销的方式，地下小作坊加工豆腐，由于自身实力有限，又缺乏来自政府职能部门的监管，地下小作坊在利润的驱使下，往往存在严重的质量问题，其卫生状况基本处于失控状态，质量监督更是一片空白。更令人震惊的是，他们在制作豆腐过程中使用霉变的黄豆，添加可能致癌的吊白块、消泡剂、亚硫酸铁等化学药品，做成了"黑豆腐"。

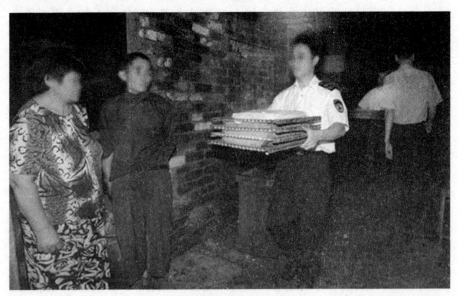

劣质"黑豆腐"

十六、劣质红心鸡蛋

常言说"鸡蛋里是挑不出来骨头的"。可是鸡蛋里却能挑出"红心""黑心"来。

一向受消费者青睐并愿意以高价买的红心鸡蛋，在一些地方已经变成"黑心"，这让人们对食品安全又多了一分警惕。某地出产的一种蛋黄特别红的"柴鸡蛋"，其实既不是农家散养的土鸡下的蛋，也不是只吃粮食和蔬菜的鸡下的蛋，而是在鸡的饲料中超量添加了一种叫作加丽红素的添加剂。

许多消费者认为，散养的土种鸡下出来的柴鸡蛋自然是纯天然的，而且，蛋黄颜色越红越好。据专家介绍，其实从科学的角度来讲，散养鸡和笼养鸡下的蛋，蛋白质含量、氨基酸含量和卵磷脂等成分并没有太大差别。关键是饲料是否安全，是不是按规定饲养。

其实蛋黄何种颜色关键在饲料，它是鸡在摄食过程中，脂溶性色素在卵形成期间沉积到蛋黄中形成的。它与饲料中的胡萝卜素、叶黄素、玉米黄素等有关，而与营养价值并没有关系。影响蛋黄颜色

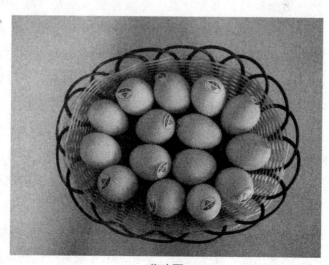

柴鸡蛋

第六章 关注饮食，远离『黑心』食品毒害

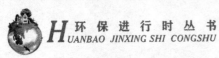
时尚生活中的环保饮食

不足的因素主要是，饲料中叶黄素含量不足、饲料污染、缺乏维生素A、蛋黄发育时间不充分等。加丽红素作为饲料添加剂，可以使饲喂玉米的鸡蛋黄颜色加深，但每吨饲料中不能超过30克。还有一种加丽黄素可以使蛋黄颜色变得鲜亮，但必须按规定使用。

加丽红素实际上是一种类红萝卜的色素。虽然目前还没有科学证据证明这类添加色素，特别是人工合成的色素类的物质对人有多大的伤害，但是为了预防或者说缓解预期可能会出现的不良影响，我国和国际上对加丽红素添加到鸡饲料中有明确的规定，允许的剂量是每吨饲料当中不得多于30克。鸡蛋中加丽红素的含量是有限定的，这种限量就是为了保证消费者的安全。

🌏 十七、不保健的保健品

人类对于"补"似乎有着别样的情怀，国人更是从小补到老：老人补钙、男士补肾、女士补血、儿童补脑、瘦人"补"肉……为了契合人们"补"的心理，各种各样的保健品层出不穷。然而，与此不和谐的是，不断有保健品因为质量问题而被封杀：含有双氧水的"××钙"、可以致死的"××减肥胶囊"、夸大其词的"××核酸"……频频出现的保健品安全问题让人们不禁质疑：吃保健品到底是补还是害？

2002年7月中旬，一种减肥食品在国内外媒体上引起轩然大波，原因是这种减肥食品在日本和新加坡两地引发命案。2002年6月，一名新加坡女士死亡。医生证实，其死因疑与正在服用的减肥产品有关。日本媒体也报道了因服用该减肥产品而致人死亡的事件。

一位22岁女子因服用了两个月该企业生产的减肥胶囊，导致经期混乱，大量出血，几乎丧命。早在2001年就有一位16岁花季少女的死亡被质疑是吃了该企业的另一款减肥产品所致。

后经兴奋剂检测中心检测，该企业的减肥产品中含有违禁药物"芬氟拉明"和"去乙基芬氟拉明"，这两种药品在各国都被严禁加入保健食品，它们的作用在于抑制人体的摄食神经中枢，使人食欲不振，现在仅在患严重糖尿病又无法自我控制食欲的病人中使用。正常人服用后有胃痛头晕、乏力等不良反应，还给人的肝脏造成损伤。它们还会损害心脏瓣膜，使人血管收缩，产生血压升高、心悸等症状。

保健品在市场上的混乱状况由来已久，除政府整顿外，公众和媒体的口诛笔伐也是连篇累牍，但是行业问题依然颇多，诸如伪造批准文号或未取得批准文号就宣传保健功能；夸大或虚假宣传保健功能；假冒、仿冒保健食品标志、商标、装潢；普通食品中擅自添加非药食同源原料、并已列入药典的动植物原料；普通食品宣传保健功能；在保健食品中添加违禁成分等，不一而足。下面，我们重点介绍几种保健品中常用的造假手段。

（一）保健品中"特殊成分"多

保健品有效果才会有销量，所以许多厂家置消费者的安全于不顾，在保健品中偷偷加入了违禁成分。

已知的非法添加药品、防腐剂及非食品成分的保健食品有二百多种。其中，一些市场最热销的调节血糖类、减肥类和抗疲劳类等六大类保健品中，添加违禁药物问题最为严重。这六大类保健品的造假方法如下：在生产调节血糖保健品时加入降糖药；在生产减肥保健品时，添加芬氟拉明和麻黄素等兴奋类药物；在生产抗疲劳保健品时混入枸橼酸西地那非（"伟哥"的主要成分）；在生产改善睡眠保健品时添加安定药物；在生产"增高"类保健品时违法添加生长激素等。

消费者在不知情的情况下，服用了添加违法药物的"保健品"，

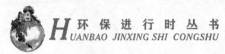
会直接影响健康。比如，减肥保健品中的利尿剂，可以通过促进排尿降低体重，但是长期服用会有口干、心律不齐、恶心、呕吐等不良反应。"芬氟拉明"和"去乙基芬氟拉明"的危害就更不用说了；改善睡眠保健品中的安定药物，长期服用会有视物不清、便秘、头痛等不良反应；"增高"类保健品中的生长激素，长期服用会改变人体代谢，导致儿童性早熟，增加患癌症、糖尿病和心脏病等疾病的概率。而一些不法企业之所以这样做，主要是为了迎合消费者"见效快"的心理。

保健食品的质量为什么如此没有保障呢?原因是保健品行业利润大。一般可达到100%～200%，起点又低，一种保健品从研制、开发、报批到出成品再到商标注册只需几十万元即可完成，所以吸引许多企业纷纷介入，以至于鱼龙混杂。

(二)遮遮掩掩，隐瞒真相

以某年投放数亿广告堆出来的高知名度产品为例，该产品对其主要成分"褪黑素(MT)"的宣传总是遮遮掩掩，原因是有人评价褪黑素是一种外源性补充的激素，虽然起效快，但人们担心其中含有的安眠药成分会伤害大脑或身体。而其他类似定位的睡宝片和生命元等五十多个产品，也没有一家真正深入作过褪黑素的市场教育，有的产品干脆以"睡眠因子"或"MT"替代褪黑素。

按规定，每种保健品的标签和说明书上都应该注明主要原料、功效成分、营养素含量、保健功能、适宜人群、不适宜人群、食用量及食用方法、保质期等项，但不少企业常常语焉不详。例如，需保肝的消费者在买保健酒时就要慎重（每天饮酒不能超过）；含糖多的保健品，就要提醒糖尿病人不要买；含性激素成分(如淫羊藿、菟丝子、鹿茸、牛鞭等配方)的产品小孩不要吃等，这些药品中常见的"起码要求"在保健品说明中却难得一见。

(三)夸大其词，广告忽悠没商量

虚假广告是使保健品行业信誉扫地的一个重要原因。

广告轰炸是国内保健品企业最惯常使用的营销方式，铺天盖地的广告"炸开"了消费者口袋、也为大赚其钱的厂家商家埋下致命隐患。由于保健品的畅销不是因为自身功效，而是大量投放的广告，因此，一旦消费者对产品失去新鲜感，便会弃之而去。

曾有人这样评价当今的保健品市场，头一个字：火。打出健康旗号的商家一准儿赚个盆满钵盈，不信，看看节日里保健品柜台前摩肩接踵的顾客就相信了。第二个字：乱。而虚假广告更是火上浇油、乱上添乱。不论是"火"生"乱"还是"乱"生"火"，花钱买亏吃的往往是消费者，而且尽吃糊里糊涂的哑巴亏。

有一位消费者按广告的指引买了一个治疗失眠、健忘的磁疗枕头。广告中说"使用一个月，无效退款"，此君使用了一个月，还是睡不好，因而要求退货。经营者让其再用一段时间，如无效再解决。此君又用了两个月仍无效，再次要求退货。经营者说：请提供无效证明后就可以退货。可他找谁能证明他用上该枕头无效?什么样是无效?什么样是有效?谁也说不清。

(四)夸大功能，普通食品当作保健品高价出售

除了对研发方面的虚构，广告中宣传的"核酸"所具有的强大功能也受到质疑。也有科学家撰文说，虽然核酸作为遗传物质，对人体的生理活动至关重要，但是人体中的核酸都是人体自我合成的，并不能从膳

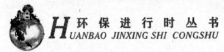
时尚生活中的环保饮食

食中直接吸收。膳食中的核酸都将在消化道中被彻底分解掉。核酸营养并没有任何特殊的营养价值，它与米粉的营养价值无异。生物医学界则公认核酸不是营养物质，口服核酸不仅不能起到营养、保健的作用，而且吃多了还会对身体造成危害，会导致痛风和结石等疾病。核酸到底功效如何，非普通老百姓可以下定论，或许真的有作用。但是否真的如厂家所宣称的那样有奇效？厂家从来没有直接回答。产品也依然在市场上销售。

类似的例子不在少数，例如某产品宣称可以让服用者年轻10岁，可经专家检测，其主要成分是一种抑制性成熟的激素，而大家都知道滥用激素可能会增加中风的危险。再比如，某减肥丰胸产品称可以让脂肪想去哪儿就去哪儿。事实上，这毫无科学根据，即使是购买者也未必真的相信。保健品市场之所以火暴，也正是利用了消费者的侥幸心理。

十八、零食的原罪

家长们通常会控制孩子们吃过多的零食，这是正确的，因为即使是加工合格的零食，如果过量食用也会对健康产生危害，这些危害来自加工过程(如薯片的烤制过程)、各类添加剂、防腐剂等。这就是我们标题中所说的"原罪"——合格产品中存在的固有危险。

人类饮食应该主要以三餐为主，零食绝不能替代主食，否则就会危害健康。下面我们就常见的零食种类，讲一讲多吃零食的危害。

(一)饼干类食品(不含低温烘烤和全麦饼干)

饼干类食品在我们的生活中相当普遍，它种类繁多，口感酥脆香甜，很多人喜欢选择饼干作为零食或点心。但是，我们不要低估了这小小的饼干对健康所带来的危害：

1. 糖分过高，过量食用会严重破坏维生素的吸收

世界卫生组织(WHO)曾调查了23个国家人口死亡的原因，最后得出结论：吃糖过多比吸烟的危害还大。长期食用含糖量高的食物会使人的寿命明显缩短。营养学家所推荐的糖分摄入量为每天不超过100克，但是，对于一些喜欢吃饼干、喝饮料的人来说，每天摄入100克以上的糖分是一件很普遍的事情。饼干中的糖分在体内的代谢需要消耗多种维生素和矿物质，因此，经常吃饼干会造成维生素缺乏、缺钙、缺钾等营养问题。有营养学家认为，儿童吃甜食过多是造成骨折率上升的重要原因。

另外，营养调查还发现，长期大量食用糖分含量高的食品会使胰岛素分泌过多、碳水化合物和脂肪代谢紊乱，引起人体内分泌失调，进而引发多种慢性疾病，如心脑血管疾病、糖尿病、肥胖症、老年性白内障、龋齿、近视、佝偻病等。多吃甜食还会使人体血液趋向酸性，不利于血液循环，并减弱免疫系统的防御功能。

2. "反式脂肪酸"影响免疫能力，影响生长发育

吃饼干的时候，我们会因为它的味美香酥、甜而不腻赞不绝口。其实，这是因为饼干在制作过程中使用了一种叫作"反式脂肪酸"的油脂，这种油脂俗称"人造脂肪"。

"反式脂肪酸"不仅影响人体免疫系统，还会增加血液黏稠度和凝聚

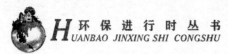
力，促进血栓形成；同时，它也会提高人体血液中低密度胆固醇LDL(也就是"坏脂蛋白")的含量，降低高密度胆固醇HDL(也就是"好脂蛋白")的含量，这样，就大大增加了动脉硬化和Ⅱ型糖尿病的发生概率；而对婴幼儿来说，"反式脂肪酸"还会影响他们的生长发育，并对中枢神经系统发育产生不良影响。

我国还没有对"反式脂肪酸"制定相关的含量标准，也没有规定在食品外包装上需注明含有"反式脂肪酸"。因此，我们在食用饼干类食品时要格外小心。一般来说，在购买食品时要注意包装上的说明，只要看到配料表上写着"植物奶精""植脂末""起酥油""麦淇淋""氢化植物油""植物奶油"等字样，都意味着产品中含有反式脂肪酸，购买时要慎重考虑。

3. 高温加工产生致癌物质

除油炸食品之外，饼干类食品也存在不容忽视的"丙毒"之危。化验表明，1千克饼干中丙烯酰胺的含量为280微克，约为世界卫生组织对饮用水规定标准的300倍。

科学研究已经证实，人体摄入高浓度的丙烯酰胺可以破坏人体的神经系统，并可导致阳痿、瘫痪和各种癌症。

(二)汽水可乐类食品

碳酸饮料就是我们俗称的汽水，是充入二氧化碳气体的一种软饮料。眼下市场中，碳酸饮料的口味和品种都很丰富，尤其受年轻人的欢迎。但专家提醒，喝碳酸饮料要适量，尤其是年轻人更不能上瘾，否则它对人体的副作用会大大超过它带来的感官刺激，是糖尿病、骨质疏松、肠胃功能紊乱、食道癌、儿童龋齿等多种疾病的一大隐患。

1. 糖分、热量过高导致肥胖

据了解，一罐375毫升的罐装可乐所含的热量约为147卡路里，相当于正常人一天所需热量的1/8左右，多喝几罐就超量了。另外，可乐饮料一般含有14%的糖分，人体每天正常的补水量为1500毫升，如果完全通过喝可乐饮料来达到补水的目的，肯定会导致人体过多的糖分摄入量，最终造成肥胖。

美国俄亥俄州立大学和俄亥俄州儿童医院的研究人员在2003年一项研究中发现，每天多喝一罐碳酸饮料可将儿童患肥胖的风险提高60%。喝碳酸饮料多的孩子牛奶喝得较少，身体从饮食中摄取的蛋白质、钙、磷、镁和维生素A的水平降低。

2. 二氧化碳引起肠胃功能紊乱

碳酸饮料的口味虽多，但里面的主要成分都是二氧化碳，所以喝起来才会觉得很刺激。有人说，碳酸饮料含二氧化碳，可能对人体不太好。事实上，足量的二氧化碳在饮料中能起到杀菌、抑菌的作用，还能通过蒸发带走体内热量，起到降温作用。不过，如果碳酸饮料喝得太多对肠胃是没有好处的，而且还会影响消化。因为大量的二氧化碳在抑制饮料中细菌数量的同时，对人体内的有益菌也会产生抑制作用，所以消化系统就会受到破坏。特别是年轻人喜欢喝汽水、喜欢汽带来的刺激，但一下喝太多，释放出的二氧化碳很容易引起腹胀，影响食欲，甚至造成肠胃功能紊乱。

3. 增加肾脏负担

饮料中过多的糖分被人体吸收，就会产生大量热量，长期饮用非常容易引起肥胖。最重要的是，它会给肾脏带来很大的负担，这也是引起糖尿病的隐患之一，所以原本就患有糖尿病的人，尽量不要饮用。

4. 大量糖分有损牙齿健康

有调查显示，正常情况下，12岁孩子的齿质腐损概率会增加59%，而

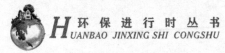
时尚生活中的环保饮食

14岁孩子齿质腐损的概率会增加220%。如果每天喝4杯以上的碳酸饮料，这两个年龄段孩子齿质腐损的概率将分别增加25.2%和51.3%。

5.磷酸导致骨质疏松

碳酸饮料大都含有磷酸，过量的磷酸会极大地影响人体对于钙质的吸收并引起钙质的异常流失。这是因为人体需要钙、磷之间的比例平衡，一种元素摄入过多，就会干扰另一种元素发挥作用。当碳酸饮料中的大量磷酸进入体内后，会使体内磷元素含量迅速增加，导致血液中钙元素相对缺乏，为了维持血液中钙、磷元素的平衡关系(血液中的钙元素与磷元素必须保持在一定的比例才能发挥作用)，骨骼、牙齿中的钙元素便会溶解到血液中造成缺钙。缺钙无疑意味着骨骼发育缓慢、骨质疏松。有资料显示，经常大量喝碳酸饮料的青少年发生骨折的几率是其他青少年的3倍。

6.患食道癌概率增加

有研究人员发现，碳酸饮料可能增加患食道癌的概率，因为碳酸饮料使胃扩张，这样会导致与食道癌有关的食物反流。研究人员还发现，全世界碳酸饮料人均消费超过70升的国家，患食道癌的人数比其他国家要多。

(三)方便面类食品和膨化食品

方便面类食品和膨化类食品多以淀粉类食物和油为主，为高热能食物，加工过程中多添加食盐和味精，且含有防腐剂，属于高盐、高脂、低维生素、低矿物质类的食物。一方面它们因盐分含量高增加了肾负荷，会使血压增高；另一方面，它们含有一定的人造脂肪(反式脂肪酸)，对心血管有相当大的负面影响。加之含有防腐剂和香精，可能对肝脏等有潜在的不利影响。此外，该类食物几乎不含维生素，多食易引起营养素的失衡。

(四)罐头类食品

罐头类食品的加工和制作工艺是导致其沦落为垃圾食品的原因。

1．肉类罐头中的肉类蛋白质发生变性

肉类金属罐头以及软罐头都采用121℃的高温高压加热方式进行灭菌。肉制食品在受到高温加热时，特别是在121℃下长时间受热时，肉中含有的人体必需的氨基酸会遭到严重破坏，使其消化吸收率大为降低，营养价值大幅度"缩水"。

2．肉类罐头中原材料的维生素已被破坏

有研究数据表明，在罐头加工的过程中，肉中的维生素包括维生素B1(硫氨素)、维生素B2(核黄素)、烟酸、维生素B6、叶酸等，会受到一定的损失。特别是维生素B1，在中性及碱性溶液中遇热很容易受到破坏，会损失15%～25%，维生素B2会损失10%，维生素B5会损失20%～30%，尼克酸会损失掉一部分。而在水果类罐头中，维生素C几乎全部被破坏。

3．水果类罐头糖分过高是糖尿病、肥胖症的潜在诱因

很多水果类罐头为了增加口感，都添加了大量的糖。这些糖分被人体摄入后，可在短时间内导致血糖大幅度升高。另外，研究还发现，糖可以改变蛋白质的分子结构，从而影响免疫系统功能。同时，由于能量较高，有导致肥胖之嫌。

(五)蜜饯果脯类食品

在蜜饯加工中，为使制品色泽明亮美观，常在糖制前对原料进行硫处理，以抑制制品氧化变色，增进果实渗糖，并兼具防腐作用。方法是在含约0.3%的二氧化硫的亚硫酸盐溶液中，将果实进行数小时浸渍或熏硫。这种环境会使蜜饯含大量亚硝酸盐。

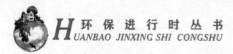
亚硝酸盐是一种强氧化剂，进入人体后，可使血液中低铁血红蛋白氧化成高铁血红蛋白，失去运氧的功能，致使组织缺氧，还可使血管扩张血压降低，出现青紫而中毒。人体摄入0.2～0.5克即可引起中毒，3克可致死。此外，亚硝酸盐在自然界和胃肠道的酸性环境中可转化为亚硝胺。亚硝胺具有强烈的致癌作用，主要引起食管癌、胃癌、肝癌和大肠癌等。亚硝酸盐还能透过胎盘进入胎儿体内，对胎儿有致畸作用。5岁以下儿童发生脑癌的相对危险性增高与母体经食物摄入亚硝酸盐量有关。

(六)冷冻甜品类食品

冰淇淋、冰棒、雪糕等冷冻甜品是年轻人的最爱，但是其中糖分过多，过量食用后会引发多种病症，如血糖增高，诱发高血压、肥胖病，导致维生素B缺乏，毒素积于体内等。关于高糖的危害前面已多次述及，不再赘述。

(七)加工肉类食品，包括肉干、肉松及香肠等

肉松、香肠已经是每个家庭餐桌上不可缺少的一道风景了，不过，这类食物含有一定量的亚硝酸盐，故有导致癌症的潜在风险。此外，其中添加的防腐剂、增色剂和保色剂等，易加重人体肝脏负担。还有，火腿等制品大多为高钠食品，大量进食可导致盐分摄入过高，造成血压波动及肾功能损害。美国一个大型癌症会议上发表的研究证实，吃太多热狗、香肠与其他加工过的肉类食品，会增加患胰腺癌的风险。

(八)果冻、泡泡糖等纯"安慰性"零食

零食中有一类食品没有什么营养价值，但是有不少人追捧，我们把它们称作"安慰性"食品。这类食品最大的危害是影响食欲，妨碍营养物质

的吸收，其中的色素、香精等影响内脏器官。

　　例如果冻：目前，市场上销售的果冻基本成分是一种不能为人体吸收的碳水化合物——卡拉胶，其基本不含果汁，甜味来自精制糖，而香味则来自人工香精。如果少量吃些果冻并没有大碍，但是，如果吃多了不仅不能补充营养，甚至会妨碍某些营养素的吸收。再比如泡泡糖、口香糖，营养价值几乎为零，一些产品含有大量防腐剂、人工甜味剂等，特别是某些质量低劣的次品，对健康的损害很大。